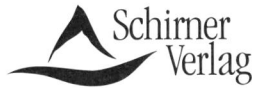

Schirner
Verlag

Satyananda

Der Yoga-Code

Ein Schlüssel zu den
geistigen Bedeutungen
der Yoga-Haltungen

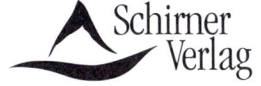
Schirner
Verlag

ISBN 978-3-8434-1032-8

Satyananda:
Der Yoga-Code
Ein Schlüssel zu den geistigen
Bedeutungen der Yoga-Haltungen
© 2011 Schirner Verlag, Darmstadt

Umschlag: Murat Karaçay, Schirner
Redaktion: Claudia Simon, Schirner
Satz: Simone Wenzel, Schirner
Printed by: OURDASdruckt!, Celle,
Germany

www.schirner.com
1. Auflage 2011

Inhaltsverzeichnis

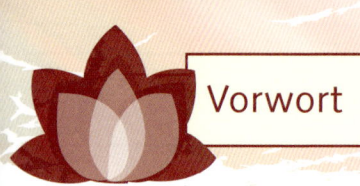

Vorwort

Bereits als Kind ist mir durch die Lektüre von inspirierenden Sprüchen und Redewendungen auf Glückwunsch- oder Trauerkarten eines klar geworden: Die Weisheiten, die man für ein glückliches Leben benötigt, sind stets präsent. Wir lesen sie täglich und erachten sie in der Regel auch als wahr. Die Frage aber, wie wir diese Weisheiten in unser Leben integrieren und sie verinnerlichen können, sodass sie Teil von uns werden, wurde nirgends beantwortet. Zwar boten sich diesbezüglich verschiedene Wege wie Tai-Chi oder Qigong an, keiner konnte aber plausibel die Verbindung zwischen Bemühung und Resultat, zwischen praktizierter Übung und beabsichtigtem Nutzen aufzeigen. Auch beim Yoga erscheint diese Verbindung nicht von vornherein offensichtlich zu sein. Warum sollte sich eine physische Dehnübung auf das mentale Wohlbefinden, den geistigen Frieden oder die spirituelle Entwicklung auswirken?

Vermutlich wird Yoga gerade deshalb in der westlichen Welt vor allem als System der körperlichen Ertüchtigung angesehen. Man hört von Hollywood-Stars, die sich mit Yoga auf eine Geburt vorbereiten und danach damit die überflüssigen Pfunde im Rekordtempo wegtrainieren, um im nächsten Film wieder schlank und rank zu erscheinen. Es gibt Power-Yoga, eine »Form von Yoga, welche für eine Fitness-Population entworfen und umgesetzt wurde«[*]. Auch konzentriert sich die Yoga-Literatur vor allem darauf, wie die Übungen körperlich korrekt ausgeführt werden. Natürlich wird auch auf den mentalen Nutzen der Übungen verwiesen, allerdings bleibt die geistige Wirkung meist eine Randnotiz, und der Zusammenhang zwischen körperlicher Ertüchtigung und geistigem Nutzen wird nicht erklärt. Oft bleibt es bei ein paar Stichworten, die diesen Zusammenhang in seiner Essenz knapp zusammenfassen. Die Konzentration auf die Physis erscheint umso verwunderlicher, wenn man bedenkt, dass weder die Texte von Patanjali noch die *Bhagavadgita* – die Referenzen für Fragen über Yoga schlechthin – in irgendeiner Form körperliche Wirkungen beschrieben haben. Gemäß diesen Schriften soll Yoga niemanden schlank, gesund oder fit, sondern glücklich machen. Es soll von festgefahrenen Mustern, Zweifeln, Ängsten, Sorgen und Anhaftungen befreien. Der Fokus muss also auf den mentalen Vorgängen liegen.

Noch während meiner Ausbildungszeit publizierte mein Yoga-Lehrer Janakananda ein Buch über Yoga[**], das mich sehr inspirierte. Endlich ein Buch, das sich auch auf die geistigen Wirkungen konzentrierte. Durch lange Stunden des Übens, der Meditation und des Schriftstudiums sowie durch die intensive geistige Beziehung zu meinem Lehrer und seine Anleitungen konnte ich mein Verständnis für das Prinzip des Yoga und damit für den Zusammenhang zwischen körperlicher Übung und geistiger Wirkung über die Jahre vertiefen. Ich realisierte, dass sich die geistigen Bedeutungen durch eine Kombination aus fest definierten Bausteinen erschließen ließen. Wenn man die einzelnen Chiffren dieses Codes richtig zusammensetzte, ergab sich die Bedeutung wie von selbst. Es fiel mir aber auf, dass viele meiner Mitstudenten diese Verbindung zwischen Körper und Geist nicht herstellen konnten, obwohl das Lehrbuch diesbezüglich eine große Hilfe war. Bereits damals nahm ich mir deshalb vor, selbst eine Anleitung zu publizieren, um diesen Zusammenhang noch deutlicher zu machen.

Diese Anleitung liegt hiermit vor. Ich sehe dieses Buch als Anregung, sich intensiv mit den Yoga-Stellungen auseinanderzusetzen, als Werkzeug, mit dessen Hilfe man das eigene Verständnis der Übungen vertiefen kann. Dieses Verständnis kann nur zusammen mit dem Selbststudium entstehen. Daher ist es unbedingt notwendig, die Übungen regelmäßig selbst zu praktizieren. So kann man beobachten, wie sich die Wirkungsweise im täglichen Leben als Resultat der Bemühungen manifestiert. Dieser Vorgang wird auch nie abgeschlossen sein, denn immer wieder zeigen sich neue Facetten und Nuancen, die das Verständnis noch erweitern.

Ich habe bewusst auf jegliche physische Anleitung für die exemplarisch vorgestellten Übungen verzichtet. Diese können in der bestehenden Literatur nachgelesen werden.[***] Ich konzentriere mich stattdessen darauf, wie die Übungen geistig wirken. Ebenso ersetzt die hier vorliegende Anleitung nicht das Studium der Grundlagen und Schriften des Yoga, sondern sie baut auf diesen auf und zeigt, wie diese in das Verständnis der geistigen Wirkungen der Yoga-Übungen integriert werden können.

[*] http://www.poweryoga.ch/more.html (27.6.2011)
[**] Janakananda: *Yoga oder Liebe Deinen Nächsten als Dein Selbst.* YFA Verlags GmbH 2004
[***] Ich empfehle das Buch von Janakananda, siehe: vorherige Anmerkung.

Diese Anleitung soll interessierten Yoga-Praktizierenden als Inspiration und Quelle zu weiterführenden Studien dienen, denn das Verständnis des Yoga-Codes, der Wirkungsweise der Übungen, ist essenziell. Yoga-Lehrer können ihren Schülern nur dann konkrete Hilfestellung bei deren spiritueller Entwicklung bieten, wenn sie selbst mit den Vorgängen vertraut sind, die durch die Yoga-Übungen ausgelöst werden. Für Praktizierende kann es zudem enorm motivierend wirken, Verständnis darüber zu erhalten, was durch das Ausüben der Stellungen genau bewirkt wird.

Ich danke meinem Lehrer Janakananda für seine Betreuung, seine Inspiration und seine Liebe, die mir diese Einsichten ermöglicht haben.

Namaste

Satyananda

Atha yoga-anusasanam.

Yogas citta-vrtti-nirodhah.

Tada drastuh svarupe' vasthanam.

Nun folgt die Disziplin des Yoga.

*Yoga ist jener innere Zustand,
in dem die seelisch-geistigen
Vorgänge zur Ruhe kommen.*

*Dann ruht der Sehende in seinem
Selbst, seiner Wesensidentität.* [*]

Laut Patanjali ist Yoga eine Disziplin.[**] Yoga-Übungen müssen demzufolge diszipliniert, d. h. regelmäßig, ausgeführt werden, damit sie ihre Wirkung entfalten können. Andererseits wird durch die Übersetzung der Sutren auch klar, dass es sich bei Yoga um eine Lebensschule oder Lebensweise handelt. Es gilt, die Übungen so zu verinnerlichen, dass sie sich im täglichen Leben manifestieren, Teil davon werden und es so verändern können.

Gemäß Sutra 2 wird diese yogische Lebensweise durch ein Zur-Ruhe-Kommen des Geistes bestimmt. Sorgen und Ängste, Zweifel und belastende Gedanken werden abgebaut. Yoga ist keine Bewegung oder Dehnung, sondern vielmehr ein Zustand, und die Übungen ermöglichen es den Yoga-Praktizierenden, diesen zu erlangen. Wird der Zustand erreicht, ist der Geist nicht mehr mit Gedanken und Sinneseindrücken beschäftigt, sondern kommt zur Ruhe. Somit ist Yoga also ein Zustand von kontinuierlicher Zufriedenheit, Ruhe und Glück. In diesem kann die innere Stimme der Seele wahrgenommen werden, der Yogi stellt die Verbindung zu seiner Wesensidentität her.[***] In der Psychologie wird analog dazu der damit verwandte Begriff des Urvertrauens verwendet:

---

[*] Patanjali: *Die Wurzeln des Yoga*. Otto Wilhelm Barth Verlag, 1976, Sutren 1–3
[**] Es wird u.a. auch mit »Lebensinstruktion« oder »Lebenserfahrung« übersetzt.
[***] Siehe: Sutra 3

»Dabei handelt es sich um eine Art Ur-
erfahrung des Wertvoll- und Geliebtseins …
Daraus entsteht eine Grundhaltung, die sich
durch das ganze Leben zieht: ›Ich bin in
Ordnung, die Welt und die anderen Menschen wollen mir nichts Böses anhaben.‹«[*]

Wenn einem Menschen dieses Urvertrauen fehlt, wird er sich ständig an seinem Umfeld orientieren. Um sein mangelndes Selbstvertrauen zu kompensieren und um Liebe und Anerkennung zu erfahren, verbiegt und verleugnet er sich selbst und entfernt sich dabei immer mehr von seinem eigentlichen Wesen. Damit beginnt die Identifikation mit den äußeren Erfahrungen der Sinneswelt.

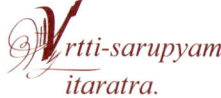

Vrtti-sarupyam itaratra.

Alle anderen inneren Zustände sind bestimmt durch die Identifikation mit den seelisch-geistigen Vorgängen.[**]

Das Leben wird durch angenehme und unangenehme Erinnerungen bestimmt, die das Verhalten leiten. Der Mensch versucht, Angenehmes zu wiederholen und unangenehmen Dingen auszuweichen. Damit treten auch Ängste (vor allem Verlustängste), Sorgen und Befürchtungen ins Leben, beschäftigen den Geist in zunehmendem Maß und schwächen zusätzlich die Verbindung zum eigenen Wesenskern. Aus diesem Teufelskreis findet sich nur schwer ein Ausweg. Identifikation läuft im Allgemeinen nach einem typischen Muster ab und entsteht durch Anhaftung in den Bereichen Materie, Menschen und Wissen. Jeder Mensch definiert sich in der Regel anhand von Besitz und Fähigkeiten (materielle Identifikation), Charaktereigenschaften (zwischenmenschliche Identifikation) bzw. Stellung in der Gesellschaftshierarchie (geltungsspezifische Identifikation) und Wissen. Dementsprechend wird das Umfeld bipolar eingeteilt, also in Dinge, die man hat oder nicht hat, in gute oder schlechte Charaktereigenschaften und in über- oder untergeordnete Menschen.[***]

Die Natur gibt dem Menschen aber gleichzeitig drei Fähigkeiten, um sich wieder aus diesen Anhaftungsmustern zu lösen und frei zu werden:

1. Die Fähigkeit zur Bewegung entspricht der physischen, körperlichen Ebene und der Tugend des Verzichts sowie der Pflichterfüllung.
2. Die Fähigkeit zur Kommunikation entspricht dem Emotionalkörper und der Tugend des selbstlosen Dienstes.
3. Die Fähigkeit zur Beziehung und Erkenntnis entspricht dem Mentalkörper und der Tugend des Zuhörens und des Verständnis.

Leider werden diese Gaben in der Regel nicht richtig eingesetzt, sodass sich ihr Nutzen nicht voll entfalten kann. Kurz gesagt: Das Erledigen von Pflichten ist unangenehm, es wird auf die lange Bank geschoben. Es bedarf enormer Überwindung, über die Dinge, die einen beschäftigen, mit den Menschen, die es wirklich betrifft, zu reden. Aus diesem Grund bestätigt und bekräftigt man in der Regel lieber mit Gleichgesinnten die eigenen Urteile.**** Sich mit allen Menschen auf Augenhöhe zu unterhalten und ihnen zuzuhören, würde das Potenzial für Verständnis und Liebe enorm steigern. Meistens aber betrachtet man sich seinen Mitmenschen gegenüber entweder als unter- oder übergeordnet, womit das Gesagte entweder nicht angezweifelt werden darf oder nicht richtig sein kann.

Yoga-Übungen bieten die Möglichkeit, diese drei natürlich veranlagten Fähigkeiten so zu schulen, dass ihr Potenzial optimal entwickelt werden und der Teufelskreis der Identifikation durchbrochen werden kann. Die Übungen wirken deshalb auf alle drei Körper des Menschen. Asanas begünstigen speziell den physischen Körper, wobei die Bewegungsfähigkeit ebenso wie die Bereitschaft, den Pflichten des Lebens nicht auszuweichen, geschult wird. Pranayamas/Atemübungen fördern eine wahrhafte Kommunikation, was den Emotionalkörper ausbalanciert. Konzentrations- und Meditationsübungen schulen den mentalen Bereich und fördern Verständnis und Liebe, was den Geist in die Ruhe führt. Um den Yoga-Zustand des kontinuierlichen Glücks zu verwirklichen und die

---

* Die Weltwoche, Oktober 2007
** Patanjali, Sutra 4
*** Siehe dazu auch: »Die Chakren«, Steißbein–Nabelzentrum, S. 16–19
**** Siehe auch: Qualität des Namens, S. 35

Anhaftungen in den drei genannten Bereichen aufzubrechen, muss man bereit sein, den unangenehmen Bewegungen im Leben nicht mehr auszuweichen, ehrlich zu kommunizieren und aus allem etwas über sich selbst zu lernen. Daraus kann schließlich Verständnis für andere entstehen, die Basis für Liebe, Zufriedenheit und Glück.

Yama-niyama-asana-pranayama-pratyahara-dharana-dhyana-samdhayo'stav angani.

Motivation, Disziplin, Körperhaltung, Atemregelung, Zurückhalten der Sinne, Konzentration, Meditation und Versenkung sind die acht Aspekte des Yoga.*

Patanjali beschreibt den Weg zurück zum Zustand des Yoga noch differenzierter. Er unterscheidet acht Stufen, über die sich der Übende von seinen im Verlauf des Lebens angehäuften Identifikationsmustern befreit. Diese Stufen wiederum können dem individuellen Umfeld jedes Menschen zugeordnet werden, den Bereichen des Lebens, die ihn vom Kind zum erwachsenen Menschen begleiten. Angefangen bei den Eltern (die mütterliche Kraft entspricht Yama, die väterliche Niyama), über die Freunde (Spielgefährten), die Schulkameraden und Lehrer (später die Arbeitskollegen und den Chef), Partnerschaft/Ehe und Gesellschaft (Mündigkeit) setzt sich der heranwachsende Mensch mit seiner Umgebung auseinander und entwickelt als Erwachsener ein reflektorisches, retrospektives Selbstbild. Ist das Verhältnis zu den einzelnen Lebensbereichen in Harmonie, entstehen keine Spuren im Geist, der Mensch ist glücklich. Dies entspricht dem Zustand des Samadhi. Disharmonien setzen sich jedoch als Erfahrungen im energetischen Bereich, also in den Chakren, fest und hindern den freien Fluss der Lebensenergie. Deshalb lassen sich die Chakren auch mit den acht Stufen des Yoga-Weges** in Verbindung bringen, wobei die ersten vier Stufen den physischen Körper betreffen, Stufen fünf und sechs den emotionalen und die beiden letzten Stufen den mentalen.***

Jede Yoga-Übung schult den Yogi also in einem gesonderten Lebensbereich, indem sie seine Aufmerksamkeit im Alltag auf bestimmte Problemstellungen lenkt. Sie schenkt ihm Bewusstsein darüber, wo solche Identifikationsmuster vorliegen, und hilft ihm, diese aufzulösen.

Der Zusammenhang zwischen einer Übung und dem oben beschriebenen geistigen Nutzen folgt einem ganz bestimmten Prinzip, dem Yoga-Code. Jede Yoga-Übung besteht aus einem Set von speziellen Bausteinen, den Chiffren. Werden diese richtig gelesen und in ihrer Zusammensetzung verstanden, resultiert die geistige Wirkungsweise ganz automatisch.

Im folgenden Kapitel werden diese Bausteine einzeln vorgestellt und in ihrer Bedeutung analysiert. Anschließend wird durch die Anwendung der Bausteine an einigen exemplarisch ausgewählten Übungen der Yoga-Code entschlüsselt.

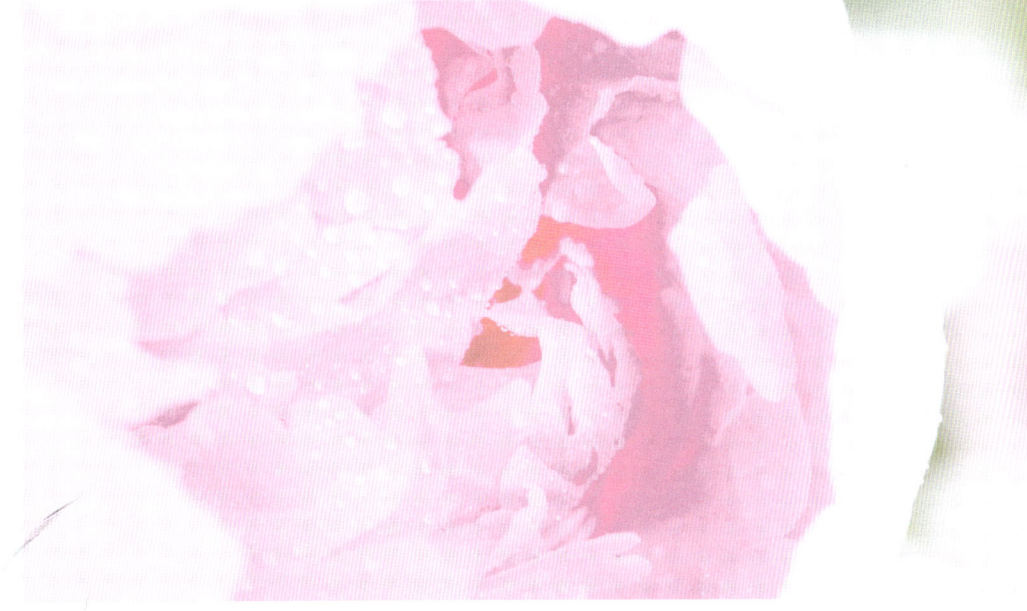

* Patanjali, Die achtblättrige Blüte des Yoga, Sutra 29
** Siehe: »Die Chakren«, S. 18–21
*** Bezüglich der Zuordnung der Chakren muss angefügt werden, dass Yama und Niyama beide der Steißbeinebene zugeordnet werden.

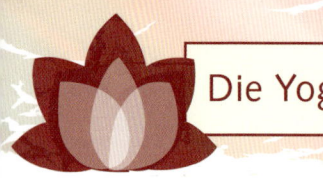

Die Yoga-Code-Bausteine

Um die geistige Bedeutung der Yoga-Übungen zu erfassen, sind Kenntnisse der einzelnen Bausteine notwendig, auf denen ihre Wirkung beruht.

Einerseits bringt jeder Mensch eigene Veranlagungen mit ins Leben, andererseits wird er aber auch durch den Austausch mit seinem Umfeld geprägt. Diesbezügliche Erfahrungen werden ebenfalls im Körper gespeichert. Yoga-Übungen sind so ausgerichtet, dass sie jeweils bestimmte energetische Ebenen und Körperteile begünstigen. Um die exakte Wirkung einer Übung zu erfassen, müssen diese also als Speicherorte für Erfahrungen aus bestimmten Lebensbereichen verstanden werden. Des Weiteren können Yoga-Übungen in verschiedene Kategorien unterteilt werden. Es erscheint klar, dass Asanas den physischen, Pranayamas den emotionalen und meditative Konzentrationstechniken den mentalen Körper betreffen. Innerhalb dieser Kategorien kann aber noch eine feinere Unterscheidung vorgenommen werden, die für das Verständnis der Wirkung essenziell ist. Ein weiterer Baustein ist der Name der einzelnen Stellung. Die typische Qualität des einzelnen Objektes, der Pflanze oder des Tieres ist sehr aussagekräftig und hilft, die Bedeutung der Übungen detaillierter zu erfassen.

Eine weitere wichtige Komponente bietet das Studium der Grundlagentexte. Die Integration dieser Texte ist aber relativ komplex. Einerseits findet man erst entsprechende Passagen, wenn grundlegende Kenntnisse zur geistigen Wirkungsweise der Übungen bereits vorhanden sind, andererseits können die Schriften gerade dann diese Kenntnisse noch weiter vertiefen. Aus diesem Grund sind entsprechende Passagen aus Patanjalis Yoga-Sutren und/oder der Bhagavadgita unmittelbar bei den exemplarisch angeführten Übungen zu finden.* Als zusätzliche Vertiefung wurden Auszüge aus der Bibel beigefügt. Sie zeigen, dass die durch Yoga-Übungen vermittelten Wahrheiten denen des christlichen Glaubens entsprechen.

In der Folge werden diese Bausteine als Voraussetzung für das Verständnis des Yoga-Codes besprochen:

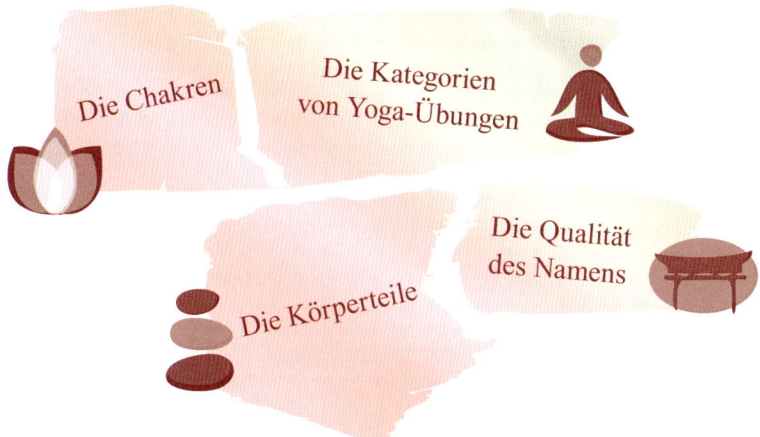

Die Chakren

Die Kategorien von Yoga-Übungen

Die Qualität des Namens

Die Körperteile

Um die geistige Bedeutung der Yoga-Stellungen erfassen zu können, ist es wichtig, sich nicht nur auf intellektueller Ebene mit dem Yoga-Code und seinen Bausteinen auseinanderzusetzen. Die Übungen sollten über eine längere Zeitspanne regelmäßig praktiziert werden, damit ihre Wirkungsweise im Alltag erfasst werden kann. Hierbei ist zu beachten, dass der Fokus nicht auf zu vielen Übungen gleichzeitig liegen sollte, weil sonst die Ergebnisse vermischt werden könnten. Zusätzlich werden längere meditative Reflexionsphasen im Anschluss an Praxis und Lektüre empfohlen.

* Siehe: »Anwendungsbeispiele für den Yoga-Code«, S. 38–171

DIE CHAKREN

Mit Chakra (Sanskrit चक्र, cakra: Rad, Diskus, Kreis) werden die subtilen Energiezentren des menschlichen Körpers bezeichnet. Sieben davon werden als Hauptenergiezentren des Menschen angesehen und befinden sich entlang der Wirbelsäule bzw. in der senkrechten Mittelachse des Körpers. Die Chakren werden durch den Sushumna-Energiekanal verbunden, durch den auch die Kundalini-Kraft aufsteigt. Sushumna Nadi umfasst einen aufsteigenden (Pingala) und einen absteigenden Kanal (Ida).[*] Sämtliche Chakren werden durch weitere feine Energiekanäle verbunden. In alten indischen Texten ist von 72.000 Energiekanälen die Rede.[**] Auch bei anderen Kulturen (asiatische Kulturen, nord- und südamerikanische Indianer) gibt es Hinweise auf die Chakren.

In der Yoga-Philosophie geht man davon aus, dass die Bewusstseinsebene eines Menschen von der Schwingungsfrequenz seiner Chakren abhängt. Drehen sich die Chakren schnell, leuchten sie stark. Sind ihre Farben klar, ist der entsprechende Mensch nicht nur körperlich und seelisch gesund, sondern befindet sich auch auf einer hohen spirituellen Entwicklungsstufe. Wenn alle sieben Hauptchakren eines Menschen vollständig geöffnet sind und die Lebensenergie ohne Blockaden und Störungen in ihm fließen kann, dann spricht man von einem erleuchteten Menschen. Die Farben der Chakren können unterschiedlich wahrgenommen werden. Die von den Chakren nach außen abstrahlende Energie erscheint farblich in der bekannten Reihenfolge (rot, orange, gelb, grün, hellblau, dunkelblau, violett). Die im Gleichgewicht ruhende Qualität der Chakren aber erscheint in der Sequenz gelb, orange, rot, violett, dunkelblau, hellblau und grün. Sieht man die äußerlichen Farben, so lebt man die auf dieser Ebene gefragten Fähigkeiten noch nicht, hat sie also noch nicht verinnerlicht.

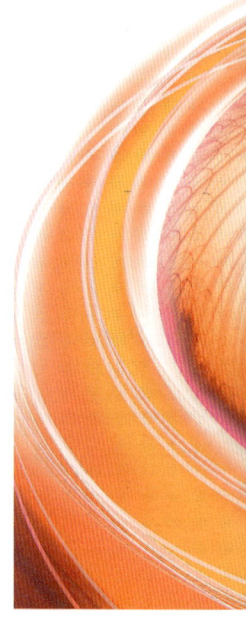

* Diese werden auf physischer Ebene dem Sympathikus/
Parasympathikus zugeordnet.
'** Vgl.: Bibel, Offenbarung 7.4 (144'000)

Es stellt sich hiermit natürlich die Frage, warum die Chakren nicht bei allen Menschen geöffnet bzw. warum sie verstopft sind und wie man sie öffnen kann. Entsprechende Ausführungen dazu wurden bereits im Kapitel »Was ist der Yoga-Code«[***] gemacht. Zusammenfassend kann man sagen, dass die individuellen Identifikations- und Denkmuster, Anhaftungen, sinnlichen und emotionalen Erfahrungen, Verlangen, Begehren etc. die subtilen Schwingungen der Chakren beeinflussen. Sind Ida- und Pingala-Nerv nicht in Harmonie, verstopfen sie den Hauptenergiekanal (Sushumna). Wenn sich der Mensch mit irgendeinem Lebensbereich nicht im Einklang, sich nicht in der Mitte befindet, arbeiten seine Chakren nicht optimal. Die Verstrickung der Ida- und Pingala-Kanäle verhindert den freien Fluss der Energie. Um dies zu korrigieren, muss das Verhältnis zum Umfeld im entsprechenden Lebensbereich wieder in die Mitte geführt, müssen Ida und Pingala in Harmonie gebracht werden. Dabei bieten Yoga-Übungen eine Hilfestellung.

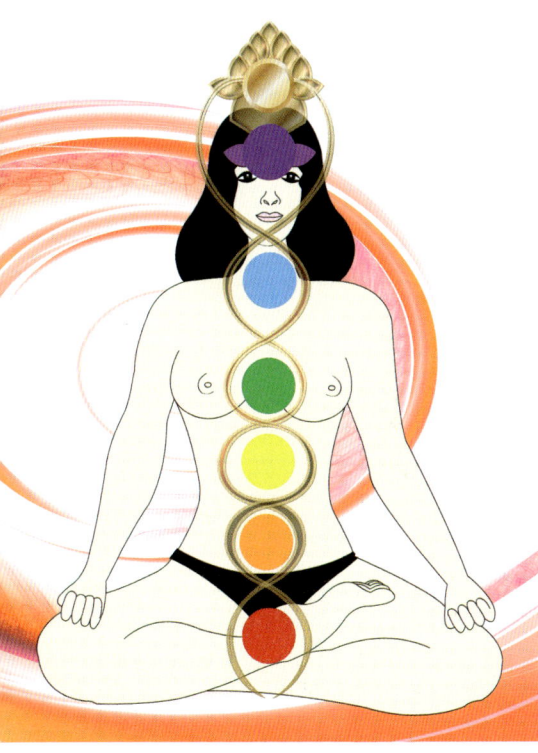

Jede Yoga-Stellung begünstigt ein oder mehrere Chakren. Weil die Chakren bestimmten Lebensbereichen zugeordnet werden können, stellen sie eine wichtige Komponente bei der Bestimmung der Wirkung einer Übung dar.[****] Im Folgenden werden diese Bereiche kurz definiert.

[***] Siehe: S. 9–13
[****] Diese können gleichzeitig den Stufen des achtstufigen Yoga-Pfades von Patanjali zugeordnet werden. Siehe dazu: »Einleitung«, S. 12, Tabelle, S. 22–23

STEISSBEIN

Lebensbereich: Eltern/Familie; Thema: Besitz, Verlangen/Verzicht

Im Steißbeinzentrum liegt der Ursprung aller Bewegungen im Leben. Es ist Sitz der persönlichen Wünsche und Bedürfnisse, speziell im Zusammenhang mit materiellen Belangen und Besitz. Motivation (mütterliche Kraft, Yama), Disziplin/Ausdauer (väterliche Kraft, Niyama) und die Fähigkeit, Beziehung aufzubauen und zu teilen/verzichten, sind ebenfalls hier verankert. Störungen in diesem Bereich sind vor allem auf zu viel Anhaftung auf der materiellen Ebene oder auf die Verdrängung von Bedürfnissen zurückzuführen. Im psychologischen Bereich entspricht dies einer Disharmonie im Verhältnis zu Mutter und Vater. Ein Überfluss an Ida führt zu einer übermäßigen Verdrängung von Wünschen und Bedürfnissen, ein Überfluss an Pingala führt zu übermäßigen Ansprüchen. Geben und Nehmen müssen also ins Gleichgewicht gebracht werden. Dies wird durch die Tugend des Verzichts gefördert.

KREUZBEIN

Lebensbereich: Freunde/Feinde; Thema: Charaktereigenschaften

In diesem Zentrum erweitern sich die Erfahrungen auf den Bereich außerhalb der Familie. Hier sind die Identifikationsmuster verankert, die im Zusammenhang mit den Charaktereigenschaften stehen, und die daraus resultierende Zweiteilung des Umfeldes, meistens in Bezug auf Personen, die ähnliche bzw. unterschiedliche Charaktereigenschaften besitzen. Damit entstehen (Vor-)Urteile über die Mitmenschen. Als Tugend im Kreuzbeinzentrum ist die Fähigkeit zum selbstlosen Dienst am Mitmenschen anzusiedeln, mittels derer sich diese Vorurteile wieder auflösen lassen. Ein Überfluss an Ida führt in der Regel dazu, dass man sich im Dienst verliert, dort hilft, wo es gar nicht gefragt ist (Helfersyndrom), und sich nicht abgrenzen kann. Ein Überfluss an Pingala resultiert meist im gegenteiligen Verhalten.

NABELZENTRUM

Lebensbereich: Schule/Arbeit; Thema: Wissen, Geltung, soziale Stellung

Wiederum erweitert sich der Erfahrungsbereich und verlässt den persönlichen Bereich. Während sich der Mensch seinen Freundeskreis selbst aussuchen kann, wird er in der Schule und später am Arbeitsplatz mit Mitmenschen konfrontiert, denen er nicht ausweichen kann. Typische Herausforderungen bei einem Überfluss an Pingala in diesem Bereich sind das Annehmen von Entscheidungen oder Anweisungen des Umfelds, Besserwisserei, eine entsprechende »Hackordnung« und Wissen, das dazu benutzt wird, sich über andere zu erheben. Bei einer Ida-Konstitution bestehen die Herausforderungen darin, Entscheidungen zu fällen, Anweisungen zu geben und sich durchzusetzen. Als Tugenden sind Dankbarkeit und Demut in diesem Bereich verankert, also das Wissen darum, wie viel man den Mitmenschen verdankt, die einen immer wieder zu Höchstleistungen motivieren und anspornen, befreit von der pingala-typischen Vorstellung, besser zu sein als die anderen, weil »ich kann …« und »ich weiß …«. Ein Überfluss an Ida entspricht dem gegenteiligen Verhalten: »Ich bin weniger wert als die anderen, weil ich nichts kann/weiß.«

HERZZENTRUM

Lebensbereich: Partnerschaft; Thema: Erwartung/Enttäuschung, Kommunikation

Der heranwachsende Mensch setzt sich zuerst mit seinen Eltern auseinander (Steißbein). Es folgt der Austausch mit Gleichaltrigen bzw. mit Freunden im Spiel (Kreuzbein), danach mit Schulkameraden und später mit Arbeitskollegen (Nabelzentrum). Die nächste Herausforderung stellt die sexuelle Reife dar und in der Folge der Austausch mit einem Partner/einer Partnerin. Hier ist die Fähigkeit gefragt, über seine Bedürfnisse und Erwartungen zu sprechen und Rücksicht zu nehmen. Die Tugend der Hingabe ist hier anzusiedeln. Wenn man verliebt ist, fällt es leicht, sich einem anderen Menschen komplett hinzugeben, nachsichtig zu sein und zu verzeihen. Die wahre Herausforderung besteht darin, diese Fähigkeiten auch über die partnerschaftliche Beziehung hinauszutragen. Ein Überfluss an Ida führt zu übermäßiger Hingabe, was allgemein mit Hörigkeit bezeichnet wird. Pingala-Überfluss äußert sich darin, dass man sich über den Partner erhebt, diesen nicht ernst nimmt, ihm nicht zuhört oder nicht auf ihn eingeht. Beide Kräfte führen im Überfluss zu Bindungsunfähigkeit.

NACKENZENTRUM

Lebensbereich: Gesellschaft; Thema: Eigenwille, Selbstverantwortung

Der nächste Schritt in der Entwicklung des Menschen ist die Mündigkeit, d. h., Verantwortung für das eigene Leben zu übernehmen. Das geschieht in vielerlei Hinsicht: finanziell auf eigenen Beinen stehen, einen Haushalt allein führen, politisch aktiv werden etc. Die Konfrontation mit der Gesellschaft, ihrer Organisation, ihren Zwängen und Pflichten, z. B. in Bezug auf Militärdienst und Steuern, steht jetzt im Vordergrund. Mangelnde Hartnäckigkeit bei der Verfolgung von Zielen und fehlendes Rückgrat bei der Verteidigung der eigenen Werte deuten auf einen Überfluss an Ida-Energie hin. Andererseits sind Hartnäckigkeit, Ausdauer und Prinzipientreue Qualitäten, die bei einem Pingala-Überfluss leicht in Sturheit und Borniertheit umschlagen. Das Gleichgewicht zwischen diesen Qualitäten zu finden, ist die Herausforderung im Nackenbereich. Dies ermöglichen die Tugenden der Weisheit, der Kommunikation über Wahrheit und des Zuhörens, die hier angesiedelt sind.

VERLÄNGERTES MARK

Lebensbereich: Selbstreflexion/Gegenwart;
Thema: Selbstbild/Identifikation mit den geistig-seelischen Vorgängen*

Die Fähigkeit zur Selbstreflexion tritt relativ spät in der menschlichen Entwicklung auf. Sie ermöglicht dem heranwachsenden Menschen, sich selbst innerhalb der oben genannten Lebensbereiche zu beobachten und zu positionieren, ein Selbstbild bezüglich der eigenen Vergangenheit zu entwickeln. Erfährt man die Beziehungen zu den oben genannten Bereichen des persönlichen Umfeldes im Reinen, entsteht keinerlei Spannung und der Geist bleibt ruhig. Besteht in einem oder mehreren Bereichen Disharmonie, resultiert ein Gefühl der Unerfülltheit oder Ungerechtigkeit. Die Gedanken kreisen in der Vergangenheit, und Zukunftsängste bestimmen das Leben.

FONTANELLE

Lebensbereich: Glücklichsein

Sind alle vorhergehenden Ebenen in Harmonie, ist der Mensch glücklich. Er erfährt sich als Teil der göttlichen Schöpfung, die individuelle Seele (Atma) geht im universellen Geist (Paramatma) auf, das Bewusstsein erfährt eine Erweiterung.

Zusammenfassend wird klar, dass der heranwachsende Mensch sich nach und nach mit all den genannten Lebensbereichen auseinandersetzen muss. Die ersten Erfahrungen, die er dabei macht, bestimmen sein ganzes weiteres Leben, seine Konfliktlösungsstrategien, seinen Umgang mit den Mitmenschen, seine Beziehungsfähigkeit, Kommunikation, Selbstverantwortung etc. Sie bestimmen auch, wie jemand später neuen Herausforderungen begegnet. Für jede Weiterentwicklung braucht es zuerst Motivation (Yama, Steißbein). Motivation ohne Ausdauer und Disziplin (Niyama, Steißbein) bringt selten viel. Eine neue Bewegung führt unweigerlich zum Kontakt mit neuen Menschen. Werden diese integriert (Freunde, Kreuzbein) oder abgewiesen (Feinde)? Wie positioniert man sich in diesem neuen Umfeld? Wie ordnet man sich in der Hierarchie ein? Stellt man sich über oder unter diese neuen Bekanntschaften oder auf gleiche Augenhöhe (Nabelzentrum, Geltung)? Kann man mit ihnen offen kommunizieren und sich ihren Bedürfnissen und Erwartungen hingeben (Herzzentrum, Partnerschaft)? Kann man zuhören,

* Vgl.: Patanjali, Sutra 4, »Einleitung«, S. 10

nachgeben, einlenken und dabei Neues lernen? Oder bestimmen die eigenen fixen Vorstellungen die Beziehung zu den Mitmenschen (Nacken, Weisheit)?

Somit durchläuft der Mensch bei jeder neuen Herausforderung auch immer seine eigene Vergangenheit, kann sich neu mit ihr auseinandersetzen. Yoga-Übungen helfen dabei, die alten Verhaltensmuster zu erkennen und aufzulösen und nicht immer wieder dieselben Fehler zu machen. Sie begünstigen ein oder mehrere Chakren und helfen, die dort blockierten Energien freizusetzen, die Gründe für die Blockaden ins Bewusstsein zu holen und diese aufzuarbeiten. Damit wird das Verhältnis zum Umfeld in allen Lebensbereichen neu und harmonisch gestaltet, die eigene Vergangenheit erscheint in neuem Licht. Schritt für Schritt werden alle Problembereiche angegangen und gelöst, der Mensch wird glücklicher und zufriedener.

ÜBERSICHT

Zentrum	Drüse	Dhatu	Nahrung	Yoga-Disziplin	Umgebung
Steißbein muladhara	Anus	Saft rasa	Nüsse/Pilze	Motivation/Disziplin Yama/Niyama	Familie Mutter/Vater
Kreuzbein svadisthana	Geschlechts- drüsen	Blut rakta	Fleisch/ Fisch	Bewegung Asana	Freunde
Nabel manipura	Bauchspei- cheldrüse	Fleisch mamsa	Getreide	Atmung Pranayama	Schule/Arbeit
Herz anahata	Thymus- drüse	Fett meda	Gemüse	Kontrolle der Sinne Pratyahara	Partner/Ehe
Nacken vishuddhya	Schilddrüse	Knochen asthi	Gewürze	Konzentration Dharana	Gesellschaft/ Gemeinde
Verlängertes Mark ajna	Hypophyse	Mark majji	Früchte	Meditation Dhyana	Gegenwart
Fontanelle sahasrara	Zirbeldrüse	Samen shukra	Wasser/ Milch	Versenkung Samadhi	Glücklichsein

DAS DRITTE AUGE

Obwohl das Dritte Auge kein eigentliches Chakra ist, soll seine Bedeutung an dieser Stelle kurz erläutert werden. Bei diesem Punkt zwischen den Augenbrauen handelt es sich um eine Schnittstelle zwischen Innen- und Außenwelt. Die Konzentration auf das Dritte Auge hilft dem Übenden, die äußeren Erscheinungen mit seinem Innenleben in Verbindung zu bringen. Er erkennt, dass seine Haltungen gegenüber seinem Umfeld immer das Resultat seiner Konditionierung bzw. seiner in den Chakren gespeicherten Programmierungen sind. Das Dritte Auge gibt demzufolge Aufschluss über die Verbindung zwischen persönlicher Erfahrung und individueller Interpretation der äußerlichen Erscheinungswelt.

Die Aufstellung auf der folgenden Seite gibt einen vertieften Einblick in die Chakrenlehre und ist als Arbeitsinstrument für die weitere Auseinandersetzung mit den Energiezentren und ihrer Bedeutung gedacht. Anhand der Liste können die oben angebrachten Erläuterungen noch verfeinert und in weitere Zusammenhänge gebracht werden.

Tugend	Herausforderung	Sinnes-organ	Sinnes-objekt	Aktivitäts-organ	Element	Luft
Verzicht	Ablehnung/ Anhaftung	Nase nasika	Geruch gandha	Beine pada	Erde kshiti	Apana
Dienst/Geben	Charakter-eigenschaften	Mund rasa	Geschmack rasa	Anus payu	Wasser apa	Samana
Dankbarkeit/ Akzeptanz	Richtig und Falsch/ Geltung	Augen shaksu	Form rupa	Sexualorgane pastha	Feuer teja	Vyana
Hingabe/ Kommunikation	Erwartungen	Haut twak	Berührung sparsa	Hände pani	Luft morut	Prana
Weisheit/ Zuhören	Hartnäckigkeit, Besserwisserei	Ohren karna	Geräusch shabda	Rede bak	Äther byom	Udana
Liebe/Intuition	Gespeicherte Sinneserfahrungen	–	–	–	Individueller Geist atma	–
Glücklichsein/Einheit mit der Seele	–	–	–	–	Universeller Geist paramatma	–

DIE KATEGORIEN VON YOGA-ÜBUNGEN

Jede Yoga-Stellung zeichnet sich durch eine individuelle Kombination aus verschiedenen Übungskategorien aus, die die Wirkungsweise mitprägen. Wie bereits erwähnt, betreffen Asanas den physischen Körper, Pranayamas den emotionalen und meditative Konzentrationstechniken den mentalen Körper.

Neben den Kategorien Asana, Mudra und Pranayama zeichnen sich die reinen Konzentrations- und Meditationsübungen ebenfalls durch eine eigene Wirkungsweise aus. Bei den Asanas sind Atmung und Konzentration eher sekundär, die physische Bewegung steht im Vordergrund. Diese Kategorie betrifft daher die täglichen Bewegungen. Die entsprechenden Übungen fördern die Kraft, sich vom Leben in die verschiedensten Situationen führen zu lassen, um entsprechende Erkenntnisse zu ermöglichen.

Bei den Mudras liegt der Fokus darauf, diese Erkenntnisse in der Folge zu erlangen. Die Bewegungen des Körpers dienen dem besseren Verständnis der täglichen Erfahrungen, der Verstand wird zur Selbstanalyse verwendet und bewertet nicht mehr die äußeren Umstände. Deshalb liegt die Konzentration bei dieser Kategorie meist auf dem Dritten Auge.

Pranayamas dienen dazu, Erkenntnisse im Leben umzusetzen und damit den Geist zur Ruhe zu führen. Der Zustand des Atemanhaltens (Kumbhaka), der hier besonders lang praktiziert wird, bewirkt diesen Effekt. Konzentrationsübungen helfen, diesen Ruhezustand aufrechtzuerhalten. Allerdings ist dieser Prozess bei dieser Übungskategorie noch mit einer Anstrengung verbunden, während er bei der Meditation vollständig verinnerlicht wird.

Diese Unterteilung kann noch weiter verfeinert werden. Es werden zusätzlich sechs Kategorien unterschieden: Übungen im Stehen (Samasthiti), Beugungen nach vorne (Pashchimatana), nach hinten (Purvatana) und zur Seite (Parshva), Drehungen (Parivritti) und Umkehrstellungen (Viparita). Jede dieser Kategorien zeichnet sich durch eine andere Wirkungsweise aus.

Zusätzlich sind Übungen im Sitzen und in der Bauch- oder Rückenlage zu nennen. Auch hier kann eine entsprechend differenzierte Wirkungsweise analysiert werden. Eine weitere Kategorie sind die Gleichgewichtsübungen, wobei diese auch als Unterkategorie der Stellungen im Stehen oder der Umkehrstellungen eingeordnet werden können.

Generell sind Yoga-Stellungen ein Mix aus diesen Komponenten. Gerade diese Mischung aber bestimmt die Wirkungsweise, sowohl körperlich wie auch geistig.

ÜBUNGEN IM STEHEN

Yoga-Stellungen im Stehen wirken aktivierend. Sie richten das Bewusstsein auf eine Herausforderung im Alltag, auf die man sich einlassen sollte, oder auf ein Verhalten, das man sich neu erarbeiten oder aneignen sollte, um neue Erkenntnisse zu ermöglichen und dem Zustand des Yoga und damit sich selbst näher zu kommen. Diese Stellungen eigenen sich speziell für Menschen mit der Tendenz, neuen Herausforderungen auszuweichen und neue Pflichten als unerwünscht wegzuschieben.

GLEICHGEWICHTSSTELLUNGEN

Hierbei handelt es sich meistens um Stellungen im Stehen. Weil es bei diesen um die Erarbeitungen von neuer Dynamik für ungewohnte Situationen geht, hilft die zusätzliche Förderung der körperlichen Balance, das geistige Gleichgewicht bei diesen neuen Herausforderungen zu bewahren. Ausgeglichenheit bei der Erfüllung von ungewohnten Pflichten ist die Essenz dieser Unterkategorie.

ÜBUNGEN IM SITZEN

Yoga-Stellungen im Sitzen helfen dabei, Umstände ruhen zu lassen. Es geht hierbei nicht darum, neue Dinge anzustoßen oder äußere Veränderungen zu suchen, sondern Bestehendes zu verarbeiten, Geduld bzw. »Sitzleder« zu entwickeln und Erkenntnisse aus den momentanen Umständen zu gewinnen. Diese

Stellungen eignen sich für Menschen, die immer neue Projekte anfangen, aber nie die Geduld aufbringen, sie dann auch zu Ende zu führen.

ÜBUNGEN IM LIEGEN

Bei diesen Stellungen geht es um die Verarbeitung von Erfahrungen. Der Übende muss lernen, sich von bestimmten Bewegungen, Anhaftungen, Gewohnheiten etc. zu lösen, um entsprechende Erkenntnisse zu ermöglichen und sich weiterentwickeln zu können. Beim Liegen in Rückenlage kommt der Impuls von außen – ein Umstand/Mensch zwingt zum Loszulassen –, bei der Bauchlage von innen – man gibt einem inneren Bedürfnis nach. Diese Stellungen sind ideal für Übende, die oft verbissen an bestimmten Herausforderungen arbeiten, hartnäckig Prinzipien verteidigen und immer wieder gegen Windmühlen anrennen, ohne zu merken, dass ihnen eine Trennung, etwas Abstand oder eine Pause zur Lösung der Problematik am dienlichsten wäre.

BEUGUNGEN NACH VORNE

Diese Übungen wirken allgemein aktivierend auf den Pingala-Nerv. Sie wirken dynamisierend und zeigen neue Verhaltensweisen auf. Der Übende lernt, sich neu zu verbinden, weil emotionale Einstellung (Oberkörper) und äußere Umstände (Beine) in ein Gleichgewicht geführt werden.

BEUGUNGEN NACH HINTEN

Bei diesen Übungen geht es darum, Erwartungen, Anhaftungen, Denkmuster und Gewohnheiten aufzulösen. Der Übende lernt, sich zu lösen. Während bei Übungen im Liegen diese Lösung durch die Lebensumstände geschieht und die eigentliche Herausforderung im Zulassen dieser Lösung liegt, ist in diesem Fall eine Anstrengung nötig.

SEITLICHE DEHNUNG

Yoga-Stellungen mit seitlicher Dehnung verändern die Geisteshaltung, die emotionale Einstellung bezüglich einer Thematik.

DREHBEWEGUNGEN

Stellungen mit Drehbewegungen helfen dem Übenden, eine neue Sichtweise zu entwickeln. Dazu ist Flexibilität notwendig. In der Regel geht der Blick dabei nach hinten oder zur Seite, also in eine andere Richtung. Der Übende erweitert seinen Horizont.

UMKEHRSTELLUNGEN

Die Welt steht Kopf. Der Übende muss sich komplett von seiner Sichtweise lösen und alles um 180° verschoben sehen, um weiterhin im Gleichgewicht zu bleiben. Umkehrstellungen zwingen den Übenden, alles einmal aus einer anderen Perspektive zu betrachten. Sie öffnen die Möglichkeit, sich in andere Umstände oder Personen hineinzuversetzen. Sämtliche unbewusste und verdrängte Eigenschaften werden ins Bewusstsein gebracht.

GLEICHGEWICHTSSTELLUNGEN

Diese Übungen sind oft mit Umkehrstellungen verbunden, z. B. beim Kopfstand oder der Skorpionstellung. Dabei geht es darum, das geistige Gleichgewicht bei der Auseinandersetzung mit diesen neuen Sichtweisen aufrechtzuhalten. Die Essenz dieser Unterkategorie besteht darin, die geistige Ausgeglichenheit nicht zu verlieren, auch wenn die Welt einmal kopfsteht.

DIE KÖRPERTEILE

» Der Mensch muss erkennen, wie kostbar menschliche Existenz ist. Er muss die wunderbare Bedeutung dieses Körpers als Instrument für spirituelle Praxis und als großen Führer zum höchsten Ziel erkennen.«[*]

Das Prinzip des Yoga ist auf der reziproken Wirkung zwischen Geist und Körper aufgebaut. Der geistigen Matrix zum Aufbau des Menschen entspricht auf physischer Ebene die DNA. Gemäß der Veranlagung des Menschen beinhaltet die DNA sämtliche Informationen zur Komposition des individuellen Körpers. Aber nicht die Veranlagung allein bestimmt, wie der ausgewachsene Körper später aussehen wird, genauso wenig wie ein Samen absolut bestimmt, wie der ausgewachsene Baum einmal aussehen wird. Viele Umwelteinflüsse wie Standort, Platz, Klima, Wetter, Bodenbeschaffenheit etc. beeinflussen das Wachstum und haben Einfluss auf Wuchsrichtung, Höhe, Dicke und viele weitere Faktoren. Beim Menschen bestimmen Umfeld, Erziehung, Kultur, Erfahrungen und Ereignisse sowohl die Geisteshaltung als auch den Emotionalkörper und den physischen Körper. Diese sind untrennbar miteinander verflochten und spiegeln sich gegenseitig.

Bestimmte Denkmuster spiegeln sich also im Körper. Das ist einfach nachzuvollziehen, unterscheidet sich doch die Körperhaltung aller Menschen ganz deutlich voneinander. Einem Beobachter wird anhand der Haltung eines Körpers recht schnell klar, welche geistigen Denkmuster damit einhergehen. Ängstliche Menschen bewegen sich anders als selbstsichere; Überheblichkeit unterscheidet sich im körperlichen Ausdruck von Unsicherheit; Menschen, die schwere seelische Lasten tragen, sind gebeugt. Der Volksmund kennt viele Redewendungen zu diesem Thema, z. B. »die Nase hoch tragen«.

Ebenso sind Krankheiten, Schmerzen, Abnutzungen am Bewegungsapparat, Überbeanspruchung von Organen und andere Probleme auf körperlicher Ebene Ausdruck von festgefahrenen Gedankenmustern.

Durch Yoga-Übungen versucht der Übende, sein Bewusstsein so zu schärfen, dass er die Gedankenmuster, die hinter seinen körperlichen Eigenheiten und Problemen stehen, erkennen und auflösen kann. Das Prinzip ist ganz simpel: Geistige Gewohnheiten verursachen Spuren am Körper. Die Korrektur der körperlichen Fehlhaltungen bringt wiederum Klarheit über die zugrundeliegenden geistigen Haltungen. Ein Beispiel verdeutlicht diesen Zusammenhang: Wenn jemand mehrmals täglich joggt und damit sein (unbewusstes) Aggressionspotenzial unter Kontrolle hält, wird sein Körper übermäßig beansprucht. Eine verletzungsbedingte Pause hindert ihn an der Ausführung dieser Tätigkeit und zwingt ihn, sich seiner Aggression zu stellen und sich mit ihr auseinanderzusetzen.

Jeder Bestandteil des Körpers steht für eine bestimmte Geisteshaltung. Die Konzentration auf einen bestimmten Körperteil während einer Übung in Kombination mit der Regulation der Atmung fokussiert die Gedankenkraft auf einen Punkt und ermöglicht, Bewusstsein über diesen zu entwickeln. Physisch analog dazu steht die verbesserte Durchblutung dieser Körperstelle in der Ruhephase nach der Ausführung einer Stellung. Das Blut steht für das Bewusstsein eines Menschen. Es durchdringt ihn und verbindet alle Teile miteinander.

Um die Wirkungsweise der Yoga-Stellungen nachvollziehen zu können, ist es daher sehr wichtig, die Bedeutungen der entsprechenden Körperteile zu kennen. Wie bereits mehrmals erwähnt, begünstigen Yoga-Stellungen immer gleichzeitig verschiedene Körperteile und wirken damit auch auf unterschiedliche geistige Grundprinzipien ein.

Generell steht die linke Körperhälfte für die emotionale Seite und wird von der Ida-Energie beeinflusst. Weitere Assoziationen sind Mond, Frau/Mutter, Nacht und Yin-Kraft. Die rechte Körperhälfte entspricht der rationalen Seite des Menschen und wird von der Pingala-Energie bestimmt. Weitere Assoziationen sind Sonne, Mann/Vater, Tag und Yang-Kraft. Der Körper wird dabei in drei Hauptregionen unterteilt:

* Hariharananda. Kriya Yoga. Heinrich Hugendubel Verlag 2000, S. 54

Der Unterkörper entspricht den äußeren Lebensumständen und den täglichen Bewegungen darin. Der Oberkörper beinhaltet die Lebenseinstellung und repräsentiert den Emotionalkörper. Wirbelsäule und Kopf entsprechen dem Geistkörper und ermöglichen Bewusstsein und Erkenntnis.

Die folgende Auflistung folgt dem allgemeinen yogischen Erkenntnisprinzip:

- ohne Antrieb keine Bewegung,
- ohne Bewegung keine Begegnung,
- ohne Begegnung kein Austausch,
- ohne Austausch keine Erkenntnis,
- ohne Erkenntnis kein Verständnis,
- ohne Verständnis keine Liebe,
- ohne Liebe kein Frieden.

Antrieb zu einer Bewegung ist immer ein Wunsch oder Bedürfnis, was physisch den Füßen entspricht. Die Bewegung selbst bedingt gesunde Beine, wobei ungewohnte Herausforderungen große Flexibilität verlangen. Die Knie ermöglichen diese Beweglichkeit. Widerstände bei den täglichen Bewegungen schränken diese ein. Aktivitäten führen unweigerlich zu Begegnungen mit Mitmenschen. Die Auseinandersetzung mit diesen wird auf der physischen Ebene durch die Hüftregion bestimmt, wobei der sexuelle Kontakt sicherlich die intimste Form darstellt. Divergenzen aufgrund unterschiedlicher Erwartungen müssen über Kommunikation thematisiert werden. Lungen- und Nackenregion sind dazu essenziell. Der Kopf ermöglicht abschließend die Entwicklung von Verständnis, was in Liebe resultiert. Diese ist wiederum Grundlage für geistigen Frieden. Yoga-Übungen wirken entsprechend

- auf die Wünsche, um verdrängte Bedürfnisse hervorzuholen und überflüssige Anhaftung zu beseitigen;

- auf den Bewegungsapparat, um die entsprechenden Bewegungen trotz innerer Widerständen auszuführen;

- auf den Emotionalkörper, um die Einstellung zu Lebensumständen und Mitmenschen zu verändern und diese als Hilfe auf dem spirituellen Weg zu erkennen;

- auf die Erkenntnisfähigkeit, um die nötigen Einsichten daraus zu verinnerlichen und fixe Vorstellungen loszulassen;

- und schließlich auf die Fähigkeit zu lieben und glücklich zu sein, was dem Ziel jeder Yoga-Übung entspricht: citta-vrtti-nirodhah, das Zur-Ruhe-kommen des Geistes.[*]

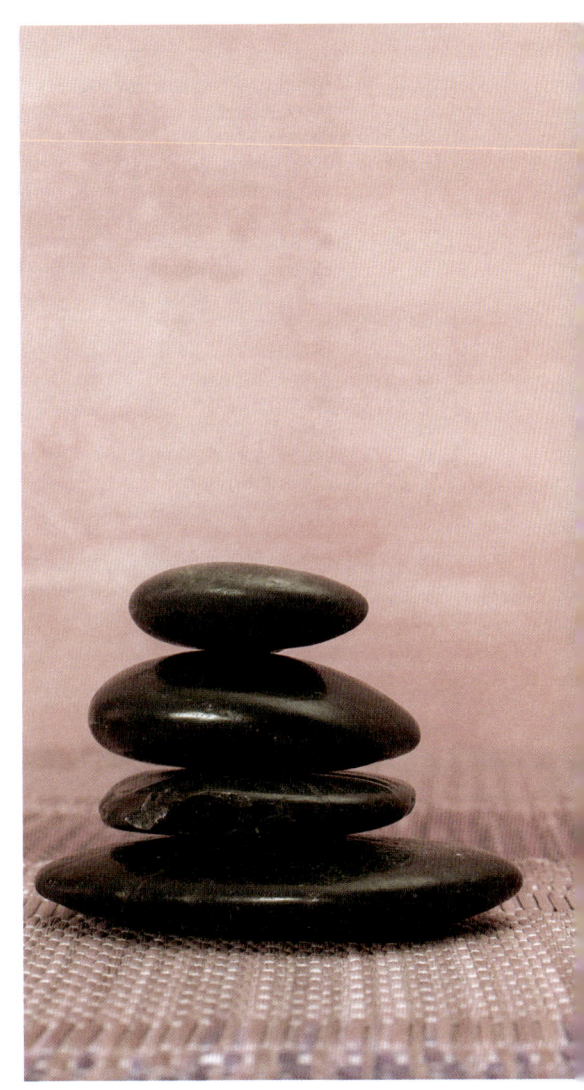

Die folgende Liste ist nicht vollständig, umfasst aber die wichtigsten Bestandteile des Körpers.

[*] Vgl.: Patanjali, Sutra 1, »Einleitung«, S. 9

ÜBERSICHT

Hirn:	Fähigkeit zu lieben, Denkmuster/ Vorstellungen
Drittes Auge:	Fähigkeit zur Bewusstseinsentwicklung (Angelpunkt: äußere Lebensumstände mit inneren Widerständen in Verbindung setzen), noch zu entwickelndes Bewusstsein
Stirn:	Fähigkeit zu Einsicht/Verständnis, entwickeltes Bewusstsein
Gesicht:	Stolz/Ich-Konzept
Augen:	Bedingungen an das Umfeld, Sichtweise/Interpretation
Ohren:	Widersprüche ertragen/sich führen lassen (zuhören)
Hals:	Hartnäckigkeit/Prinzipientreue, offene Kommunikation
(Schilddrüse:	aussprechen, Nebenschilddrüse: zuhören)
Wirbelsäule:	Lebenskraft, (Unter-)Bewusstsein
Herz:	Fähigkeit, glücklich zu sein, Motive/ Erwartungen/Bedingungen
Lunge:	Kommunikationsfähigkeit, Lernen durch Austausch
Arme:	Umgang mit dem Umfeld (Umarmung)
Ellbogen:	egoistische Tendenz, Durchsetzungskraft
Leber:	Bewusstsein über Urteile und wertende Denkmuster (gedankliches Gift) entwickeln, geistige Reinigung
Bauch:	Verstand, Urteils-, Entscheidungskraft/ gedankliches Verdauen
Hüfte:	Zu- und Abneigung gegenüber ähnlichen und anderen Charakteren, selbstloser Dienst
Nieren:	Identifikation mit Charaktereigenschaften, Reinigung von Vorurteilen (siehe Leber: Giftstoffe werden dort zu Harnstoffen gebunden und über die Nieren ausgefiltert)
Nebenniere:	Aggression und Wut
Blase/Wasserausscheidungsorgane:	Ausscheiden von Undankbarkeit und Urteilen, Selbstlosigkeit, Kritik annehmen
Geschlechtsorgane:	Beziehungen/Verbindung zu den Mitmenschen, anderen Raum geben

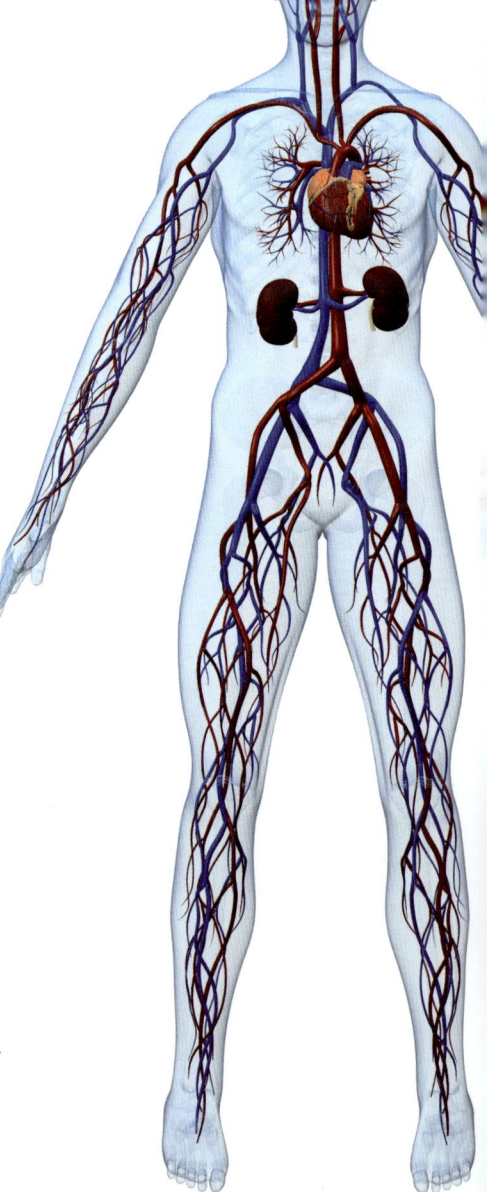

Hände:	Teilen, Handeln, Festhalten der Früchte der Arbeit, Besitz/Anhaftung	
Linke Hand:	Handlungsweise in der Familie	
Rechte Hand:	Handlungsweise bei der Arbeit (»zupacken«)	
Beine:	Bewegungsweise im Alltag, Routine/Pflichterfüllung, Gewohnheiten	
Knie:	Vertrauen, Widerstände bei den täglichen Bewegungen	
Füße:	Wünsche, Bedürfnisse. Die Füße sind der Ursprung jeder Bewegung. Wünsche und Bedürfnisse sind die Motivatoren für sämtliche Aktivitäten. Links: Mutter*/Motivation für Bewegung, rechts: Vater/Disziplin und Ausdauer	

Ferse: Die meist unbewussten Wünsche oder solche, die man sich nicht eingestehen will. Damit werden diese zum wunden Punkt (»Achillesferse«).

Zehen: Die Zehen können den astrologischen Bedeutungen der Planeten oder den Chakren zugeordnet werden:**
große Zehe – Jupiter (Nackenzentrum: Freiheit/Einengung, Wollen),
zweite Zehe – Venus (Herzzentrum: Erwartungen, Partnerschaft),
dritte Zehe – Mars (Nabelzentrum: Arbeit, Gerechtigkeit, Stellung in der Gesellschaft, Geltung),
vierte Zehe – Saturn (Kreuzbeinzentrum: Charaktereigenschaft, Freunde/Feinde),
kleine Zehe – Merkur (Steißbein: materielle Bedürfnisse, Verzicht, Fähigkeiten)

DETAILLIERTE ZUORDNUNG VON FINGERN UND ZEHEN

Finger	Grundlegendes	Links (Yama)	Rechts (Niyama)
Kleiner Finger	Besitz, Wünsche	Ahimsa, Gewaltlosigkeit (nicht verlangen)	Sauca, Reinheit
Ringfinger	Identifikation mit Charaktereigeschaften	Satya, Wahrhaftigkeit (nicht lügen)	Samtosa, Zufriedenheit (mit dem, was der andere ist und will, in Frieden mit den Mitmenschen)
Mittelfinger	recht haben	Asteya, nicht stehlen (= recht haben wollen)	Tapah, Genügsamkeit
Zeigefinger	wissen	Brahmacarya, Enthaltsamkeit (nicht begehren/keine Erwartungen)	Svadhyaya, Studium der heiligen Schriften (lernen aus den Bewegungen im Alltag)
Daumen	wollen	Aparigraha, nicht Besitz ergreifen	Isvarapranidhanani, Hingabe an Gott (= sich dem Willen des anderen hingeben)

* Die Prinzipien Vater und Mutter beziehen sich nicht auf eine geschlechterspezifische Zuordnung, sondern auf Eigenschaften, die jeder Mensch in sich trägt.
** Siehe: »Die Chakren«, S. 18–21

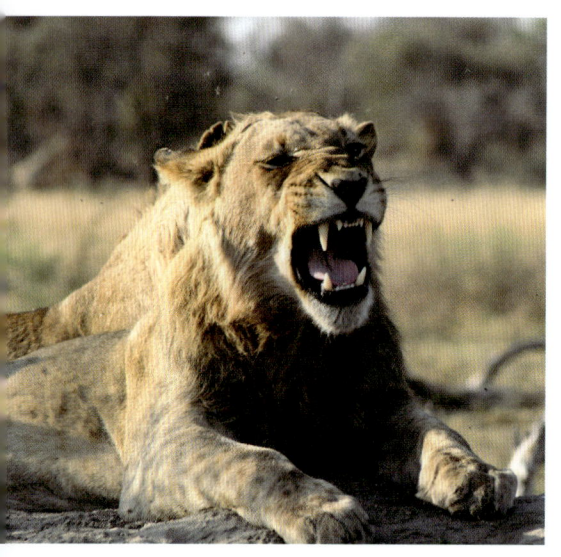

DIE QUALITÄT DES NAMENS

Die Lebenskraft ist in der Schöpfung auf unterschiedliche Weise verkörpert. Dabei kämpft sie immer darum, sich in der materiellen Umgebung in neuen Formen zu manifestieren. Daraus resultiert die Evolution. Obwohl die Materie, selbst von außen betrachtet, nicht lebt, kann auch sie auf ihr Umfeld reagieren, zeigt also Anzeichen von Empfindsamkeit.* Dies wird in der pflanzlichen Welt noch deutlicher zum Ausdruck gebracht, obwohl sich das Bewusstsein auch hier noch in einem vegetativen Schlaf- oder Dämmerzustand befindet. Tiere können sich bereits vom einnehmenden Einfluss des materiellen Körpers lösen, sich frei bewegen. Sie entwickeln in größerem Maß für ihre Spezies typische und charakteristische Eigenschaften. Aber erst im Menschen manifestiert sich das Bewusstsein in Form der Entscheidungs- und Bewegungsfreiheit, wandelt sich verstärkt vom Instinkt zur Intelligenz.

Die Qualität der Tiere in Bezug auf die Evolution der Lebenskraft manifestiert sich also unter anderem in der Fähigkeit, sich zu bewegen und charakteristische Eigenschaften zu entwickeln. Speziell diese sind für die Verwendung der Tiernamen bei Yoga-Stellungen relevant. Allerdings werden auch pflanzliche Charakteristika, z. B. bei der Baumstellung, und Eigenschaften von materiellen Objekten wie der Brücke, dem Rad, dem Bogen etc. verwendet.

* Das zeigen auch wissenschaftliche Experimente, z. B. von Masaru Emoto. Siehe: http://www.wasser-symposium.ch/galerie/emoto.html (27.6.2011)

Bereits im vorhergehenden Kapitel wurde auf den Zusammenhang zwischen mentalen und physischen Merkmalen hingewiesen.[**] Weil der Mensch durch seine Veranlagung fähig ist, sein Bewusstsein gänzlich von der Materie zu lösen, kann er auch sämtliche Charaktereigenschaften manifestieren. Dies ist allerdings eine große Herausforderung, denn leider identifiziert sich das Individuum meist mit einer Auswahl an Eigenschaften und lehnt andere ab.[***] Oft sind es aber gerade die verdrängten Eigenschaften, die ihm helfen könnten, ein Problem zu lösen und sein Bewusstsein oder seinen Horizont zu erweitern. Durch diese limitierende Auswahl wird das Umfeld in Freund und Feind unterteilt, wobei Freunde meist Personen mit ähnlichen, in der Regel positiv konnotierten Eigenschaften und Feinde solche mit negativen sind. Anstatt sich mit den Menschen auseinanderzusetzen, deren Eigenschaften für die Lösung eigener Probleme essenziell wären, bleibt man unter sich und dreht sich im Kreis.

Ein Beispiel: Ein Angestellter, der sich jeden Tag unter Stress abmüht, alle ihm aufgetragenen Arbeiten sofort, gewissenhaft und pünktlich zu erledigen, wird einen Mitarbeiter ablehnen, der sich ständig vor jeder zusätzlichen Arbeit drückt und es mit Abgabeterminen nicht so genau nimmt. Je mehr er unter dem alltäglichen Stress leidet, je mehr sich der Termindruck auf die Stimmung auswirkt, umso mehr wird er dies tun. Und genau so wahrscheinlich wird diese Person in der Pause mit Gleichgesinnten, also den anderen, ebenfalls fleißigen, zuverlässigen Mitarbeitern und mit Freunden über den »faulen« Kollegen lästern. Ein Austausch mit besagtem Mitarbeiter würde ihm aber vielleicht aufzeigen, dass sein übertriebenes Arbeitsethos die Ursache für sein Stressproblem sein könnte. Er könnte lernen, sich auch einmal abzugrenzen, sich Freiräume zu schaffen, einmal Nein zu sagen, ohne sich schlecht zu fühlen. Das Beispiel zeigt, dass das eigentliche Problem die Identifikation mit bestimmten Eigenschaften ist, was zur Ablehnung anderer führt. Hier helfen bestimmte Yoga-Stellungen.

[**] Siehe: »Die Körperteile«, S. 28–33
[***] Siehe: »Einleitung«, S. 9–13. Vgl.: Patanjali, Sutra 4, S. 12. Kinder sind in der Regel weniger auf fixierte Rollenbilder festgefahren und deshalb auch beweglicher.

Wenn also, wie vorhergehend bereits erklärt, mentaler und physischer Körper verknüpft sind und jede Spezies eine spezielle charakterliche Eigenschaft und Bewegungsweise manifestiert, kann durch die Imitation der physischen Haltung des Objektes, der Pflanze oder des Tieres das Bewusstsein für eine bestimmte mentale Haltung oder Eigenschaft geschärft werden. Diese reziproke Wirkung macht sich Yoga zunutze. Der Übende wird sich seiner Identifikationsmuster bewusst und erkennt, welche Eigenschaften er ablehnt und warum. So kann er sich von einengenden Mustern befreien und Eigenschaften entwickeln, die ihm eine Weiterentwicklung ermöglichen.

Auf eine Auflistung von Tieren, Pflanzen und Objekten mit ihren typischen Charakteristiken und Qualitäten wird an dieser Stelle verzichtet. Eine Auswahl wird im Zusammenhang mit den exemplarischen Erläuterungen zu den einzelnen Übungen und ihrer geistigen Wirkung im folgenden Kapitel erklärt.*

Anwendungsbeispiele für den Yoga-Code

Im folgenden Kapitel werden Anwendungsbeispiele für die vorhergehend zusammengestellten Code-Bausteine angeführt. Auf Anleitungen für das Praktizieren der Übungen wird verzichtet, diese können leicht in der existierenden Literatur nachgeschlagen werden.[*] Eine standardisierte Vorgehensweise soll den Zugang zur geistigen Bedeutung erleichtern, nachvollziehbar machen und das selbstständige Erschließen von weiteren Übungen ermöglichen. Weil dies das erklärte Ziel dieser Anleitung ist, wird hier lediglich eine Auswahl an Übungen präsentiert.

Die Zusammenstellung der Yoga-Code-Bausteine ist für jede Stellung eine individuelle und muss daher auch individuell interpretiert werden. Durch die Analyse aller Bausteine entsteht Schritt für Schritt ein Gesamtbild der jeweiligen Stellung. Um deren geistige Wirkung optimal ausloten zu können, wird ein regelmäßiges Praktizieren empfohlen. Ebenso können Meditationsphasen über die Wirkung das Verständnis des Gelesenen das Zusammenstellen und Interpretieren der Bausteine erleichtern.

Entsprechend dem momentanen Entwicklungsstand und der Verteilung von Ida- und Pingala-Energie entlang der Chakren des Übenden kann die Wirkungsweise natürlich sehr individuell sein. Jeder empfindet eine Stellung in einem anderen Bereich als anstrengend oder wohltuend und erfährt daher auch die geistige Wirkung unterschiedlich. Dennoch sind Wirkungsfeld, angestrebte Tugend und geistige Qualität einer Übung für alle Praktizierenden immer dieselben. Um diese individuelle Ebene besser herauskristallisieren und die Übungen auch therapeutisch einsetzen zu können, ist die wiederholte Konsultation der Erläuterungen unter »Yoga-Code-Bausteine«[**] zu empfehlen.

---

[*] Ich empfehle: Janakananda. Yoga oder Liebe Deinen Nächsten als Dein Selbst. YFA Verlags GmbH 2004.

[**] Siehe: S. 14–36

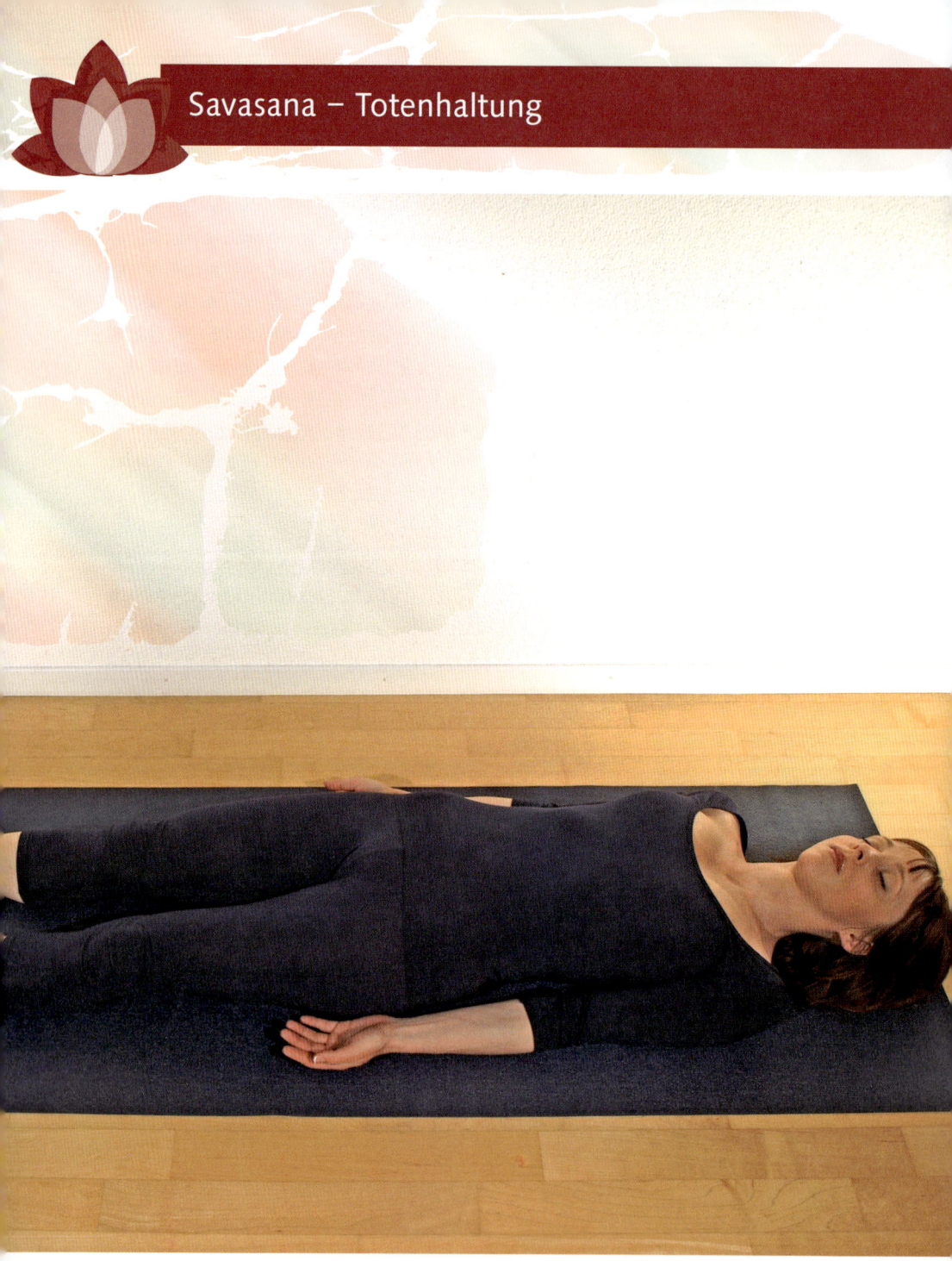

CHAKREN

Savasana ist eine Ruhestellung, die jeweils nach dem Ausüben einer anderen Stellung praktiziert werden sollte. Der Übende spürt der Wirkung der vorhergehenden Stellung nach, die entsprechenden Chakren werden begünstigt, der Energiefluss wird harmonisiert und ausgeglichen. Die geistige Wirkung von Savasana ist damit abhängig von der vorher ausgeführten Übung und von den individuellen Anhaftungsmustern, die es aufzulösen gilt.

ÜBUNGSKATEGORIE

Savasana kann auf dem Bauch oder auf dem Rücken liegend praktiziert werden. Entsprechend unterscheidet sich die Wirkung. Die Übung befähigt zum Loslassen aller Anhaftungen. In Rückenlage kommt der Impuls dazu von außen durch den Einfluss des Umfeldes. In Bauchlage entspringt er der eigenen inneren Stimme oder Einsicht.

Savasana im Stehen bewirkt, dass der Loslösungsprozess unmittelbar im Alltag stattfindet und für die Umsetzung Rückzug und Reflexion (liegend) nicht mehr nötig sind.

KÖRPERTEILE

Bei dieser Stellung wird nach einer praktizierten Yoga-Übung der Blutfluss wieder normalisiert, Schlacken werden durch den erhöhten Durchfluss abgebaut. Gleichzeitig wird das Bewusstsein auf die in der vorher praktizierten Stellung betroffenen Körperteile gelenkt, und die damit verbundene Anhaftungen oder Denkmuster werden aufgelöst. Savasana ist damit Teil jeder Yoga-Position und sollte regelmäßig unmittelbar nach einer Stellung oder nach einer Serie von Übungen praktiziert werden.

Während die vorher praktizierte Stellung hilft, das Bewusstsein auf einen Problembereich zu lenken, fördert Savasana das Loslösen von den damit verbundenen Mustern. Meist wird man sich eines Problems im Verlauf des Tages bewusst, bei der Erledigung alltäglicher Pflichten und dem Austausch mit dem Umfeld. Oft ist man aber zu diesem Zeitpunkt zu engagiert und schafft es nicht, unberührt zu bleiben. Erst in einer späteren Reflexionsphase ist man in der Lage, mit etwas Abstand die Situation nochmals zu analysieren und sich selbst darin zu beobachten. Das entspricht dem Prozess, der mit Savasana geübt wird. Savasana im Stehen befähigt, diesen Prozess unmittelbar im Alltag zu vollziehen.

QUALITÄT DES NAMENS

Der Tod steht für das Abrücken vom Eigenwillen und von fixen Denkmustern. Wenn sich der Übende von diesen löst, stirbt ein Teil seiner bisherigen irdischen Existenz, er erneuert sich im Geist und verändert sich.

SCHRIFTPASSAGEN

*Folge Du mir, und lass die Toten
ihre Toten begraben!*

Matthäus 8,22

*Der erleuchtete Mensch betrauert weder
die Lebenden noch die Toten.*

Bhagavadgita II,11

Aus diesen Textstellen wird klar, dass kein
Unterschied zwischen den in Täuschung
lebenden, also nicht erleuchteten Menschen
und den Toten gemacht wird. Nur der im
Geist wiedergeborene Mensch lebt wirklich. Dazu muss er tausend Tode sterben,
nämlich immer dann, wenn ein Teil seiner irdischen Anhaftung und Täuschung
abfällt. Dies entspricht immer einer kleinen
Wiedergeburt und Erneuerung des Wesens.

ZUSAMMENFASSUNG

Savasana entfaltet seine Wirkung immer im Zusammenhang mit der vorher
praktizierten Übung. Diese Stellung hilft, sich von den bei der Ausführung ins
Bewusstsein gebrachten Denkmustern und Anhaftungen zu lösen, diese zu
überwinden und sein Wesen zu erneuern. Der alte Teil fällt ab, stirbt. Der Impuls zu dieser Loslösung kommt entweder von außen, indem man einer Auf-
forderungen des Umfelds nachkommt, oder er wird durch die innere Stimme/
Erkenntnis ausgelöst. Der entsprechende Prozess wird entweder in einer der
Handlung folgenden Ruhe- oder Reflexionsphase oder unmittelbar durch eine
Situation im Alltag angestoßen.

Sarbangasana – Schulterstand/Kerze

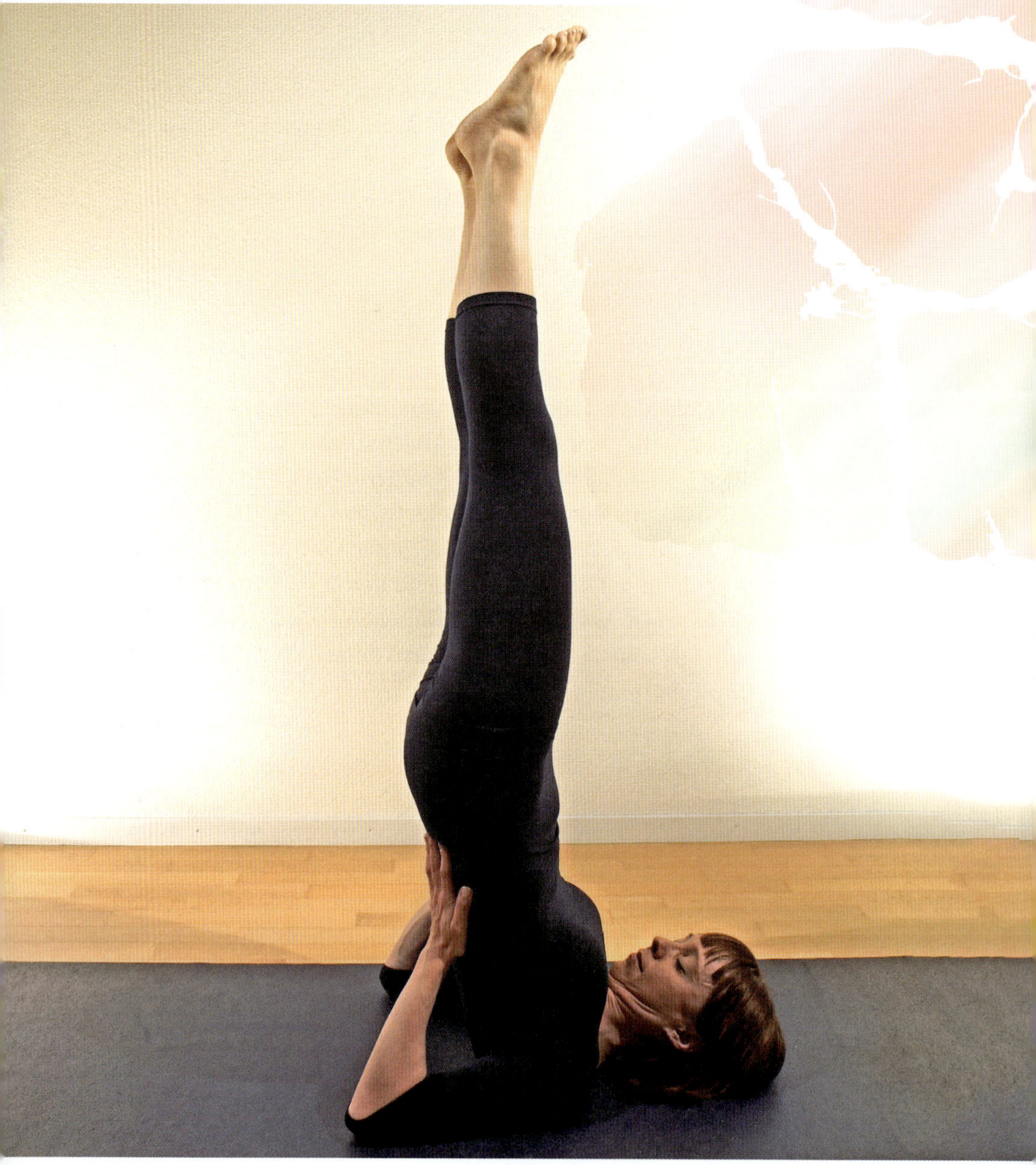

CHAKREN

Sarbangasana begünstigt insbesondere die Chakren vom Herz bis zum Verlängerten Mark. Demzufolge geht es dieser Übung darum, die Einstellung zu allen Lebensbereichen neu zu gestalten, dadurch neue Liebe zu ermöglichen (Verlängertes Mark) und Belastungen des Herzes abzubauen (Herzchakra). Dies geschieht hier durch eine Intensivierung der Kommunikation und daraus resultierender Weisheit (Nackenzentrum).

ÜBUNGSKATEGORIE

Sarbangasana zählt zu den Umkehrstellungen. Diese zwingen den Übenden, alles einmal aus einer anderen Perspektive zu betrachten. Sämtliche unbewusste und verdrängte Eigenschaften werden ins Bewusstsein gebracht. Sarbangasana kombiniert diesen Aspekt mit einer Vorwärtsdehnung im Nacken- und Schulterbereich. Diese Übungskategorie wirkt allgemein aktivierend auf den Pingala-Nerv. Sie aktiviert für neue Herausforderungen und zeigt alternative Verhaltensweisen auf. Der Übende lernt, neue Pflichten anzunehmen. Die Kerzenstellung führt also verdrängte Energien, die sich als Blockaden in Physis und Psyche eines Menschen abgesetzt haben, wieder ins Bewusstsein. Gerade wenn man gezwungen ist, Dinge einmal aus einer anderen Perspektive heraus zu betrachten, erzeugt dies mentale Spannungen, mithilfe derer man sich der eigenen Verhaltens- und Denkmuster bewusst wird. Die Aktivierung der Pingala-Kraft ermöglicht eine aktive Auseinandersetzung mit jenen Mustern, die sich bislang hemmend und blockierend ausgewirkt haben. So kann eine neue Verhaltensweise erarbeitet werden, und der Übende befreit sich aus diesen einengenden Zwängen.

⬤ KÖRPERTEILE

Sarbangasana ist eine Ganzkörperübung und begünstigt daher viele Körperteile. In erster Linie wirkt die Stellung geistiger Erschöpfung und Müdigkeit entgegen, weil der Kopf gut durchblutet wird. Die Komprimierung des Nackens aktiviert die Schilddrüse und damit den gesamten Stoffwechsel. Schultern und Herz profitieren ebenfalls von dieser Stellung.

Geistige Erschöpfung resultiert meist aus zu viel falsch eingesetzter mentaler Energie. Aufgrund von fixen Vorstellungen (Kopf) und daraus resultierenden Erwartungen (Herz) entstehen Schuldprojektionen und Ängste (Kopf) bzw. Sorgen (Herz). Weil diese Vorurteile und Erwartungen oft nicht mit dem Selbstbild übereinstimmen, werden sie verdrängt* und wirken im Verborgenen weiter. Das Resultat wird als schwerer Kopf bzw. Müdigkeit und überbelasteter Kreislauf erfahren. Man hat das Gefühl, als trage man ständig eine schwere Last mit sich herum (Schultern), könne sich aber nicht davon befreien. Ein Pingala-Überfluss in diesem Bereich äußert sich durch eine sehr zielstrebige Handlungsweise, Hartnäckigkeit, Erwartungen an die Art und Weise, wie eine Handlung ausgeführt werden sollte (Schultern), und ein großes Kontrollbedürfnis, wobei andere als unzulänglich oder unfähig degradiert und als zusätzliche Last empfunden werden. Ein Ida-Überfluss würde sich bei gleichen mentalen Problemstellungen eher in einem Rückzug äußern. Man hadert mit der ganzen Welt und verfällt in Antriebslosigkeit und Resignation.

Sarbangasana wirkt diesen Tendenzen entgegen. Die Aktivierung der Schilddrüse gibt dem Übenden die Kraft, mit seinem Umfeld über die beschriebenen Probleme zu kommunizieren, seine Ängste, Sorgen, Urteile und Vorstellungen auszudrücken. Der Kopf liegt parallel zum Boden, was dem Übenden die Kraft gibt, mehr auf andere Menschen einzugehen. Die Füße zeigen dabei nach oben. Durch diese Bewegung wird eine Überwindung der egoistischen Wünsche ermöglicht. So können wichtige Problemstellungen geklärt werden, und das Selbstbild erfährt einen Wandel. Oft erhält man einen guten Tipp zur

Problemlösung dort, wo man ihn am wenigsten erwarten würde. Man tauscht sich mit jemandem aus, und plötzlich leuchtet einem die Lösung ein. Wichtige Fragestellungen in diesem Zusammenhang können z. B. folgende sein: Welche Last, Verantwortung kann/will/muss ich tragen? Was kann ich abgeben oder loslassen? Übernehme ich Verantwortung für Dinge, die mich nichts angehen? Wie kann ich mich von Vorurteilen, Erwartungen, Verlust oder Schmerz befreien? Wie kann ich vertrauen und delegieren?

Werden diese Problemstellungen gelöst, profitiert der ganze Körper davon.

QUALITÄT DES NAMENS

Sarba bedeutet »ganz« und *Anga* bedeutet »Körper«. Genau übersetzt bedeutet *Sarbangasana* »Ganzkörperstellung«. Oben wurde bereits begründet, warum sich diese Stellung positiv auf die ganze Physis auswirkt. Im Allgemeinen wird die Stellung aber als »Schulterstand« oder »Kerze« bezeichnet. Diese beiden Bedeutungen helfen zusätzlich bei einer Deutung der Stellung.

Die Umkehrung des Körpers und die Balance auf den Schultern führen dem Übenden ins Bewusstsein, inwiefern die täglich gefühlte Last der Probleme sein eigenes Verschulden ist. Es sind egoistische Wünsche und Bedürfnisse, die das Handeln und das Verhältnis zu den Mitmenschen bestimmen. Ebenso sind diese Wünsche und Bedürfnisse verantwortlich für mentale Konzepte und Schuldprojektionen. Man hat das Gefühl, als trage man die gesamte Last der Welt auf seinen Schultern,[**] und empfindet alles und jeden als Belastung. Die Ursache dafür liegt jedoch schlussendlich in eigenen egoistischen Verlangen und in den eigenen Wünschen. Gerade dessen wird man sich durch die Umkehrung des eigenen Gewichts auf die Schultern bewusst.

Die Kerze verbrennt und entwickelt dabei Licht. Die Füße stellen bei diesem Asana die Flamme dar. Das bedeutet, dass die egoistischen Wünsche verbrannt werden müssen, um daraus Licht gewinnen zu können. Zwar dienen diese Wün-

[*] Siehe: Erläuterungen zum 4. Sutra von Patanjali, S. 12
[**] Atlas aus der griechischen Mythologie

45

sche als Motivation für eine Bewegung in der materiellen Welt, aber aus dieser Bewegung sollen, laut den heiligen Schriften, Einsicht, Weisheit, Verständnis und Liebe resultieren, nicht Besitz, Anhaftung und Verlangen. Nur so können Umstände und Mitmenschen als Hilfe auf dem spirituellen Weg erfahren werden anstatt als Last. Dies ermöglicht eine intensive und fruchtbare Kommunikation, einen intensiven Austausch mit dem Umfeld, was gleichzeitig Voraussetzung für eine Veränderung des eigenen Wesens ist. Diese wiederum resultiert aus Einsicht über sich selbst. Der Übende »verbrennt« also seine materielle Seite, seine Anhaftung, um daraus Licht bzw. Einsicht über sich zu gewinnen und sich ganz zu einem geistigen Wesen zu entwickeln. Er wird so selbst zur Kerze.

SCHRIFTPASSAGEN

Niemand aber zündet ein Licht an und bedeckt es mit einem Gefäß oder setzt es unter eine Bank; sondern er setzt es auf einen Leuchter, damit, wer hineingeht, das Licht sehe. Denn es ist nichts verborgen, was nicht offenbar werden soll, auch nichts geheim, was nicht bekannt werden und an den Tag kommen soll.

Lukas 8,16–17

Diese Passage zeigt, dass alles Verborgene »an den Tag kommen soll«. Im Zusammenhang mit Sarbangasana entspricht das der Bewusstwerdung aller verdrängten Energien. »Das Licht« befähigt dazu, denn es steht für Einsicht und Weisheit, die eine reinigende Arbeit am eigenen Wesen ermöglichen. Dort, wo über eine vorhandene Problemstellung von allein kein Licht entstehen kann, fördert Sarbangasana dies durch eine Intensivierung der Kommunikation und des Austauschs mit dem Umfeld. Dadurch entsteht neue Erkenntnis, die wiederum noch unbekannte dunkle Räume des eigenen Wesens ausleuchten kann.

Regungslos wie die Flamme einer Lampe an einem windstillen Ort ist das unter Kontrolle gehaltene Bewusstsein des Yogins, der das Einswerden mit dem Selbst übt. Es ist frei von seiner ruhelosen Betätigung, abgeschlossen von seiner äußeren Bewegung.

Bhagavadgita VI,19

Dieser Auszug zeigt, dass nur ein Rückzug aus den täglichen äußeren Bewegungen die Einswerdung mit dem Selbst ermöglicht, denn sie sind meist durch materielle Ansprüche und Anhaftung geprägt und daher nicht dafür geeignet, das Selbst zu entfalten. Deshalb zeigen bei dieser Position Füße und Beine nach oben. Erst wenn diese Bewegungen in den Dienst der geistigen Entwicklung gestellt und egoistische Motive zurückgestellt werden, brennt die Flamme ruhig, d. h., der Geist kann Licht gewinnen.

ZUSAMMENFASSUNG

Um seinem Ziel näher zu kommen, muss der Übende sämtliche dunklen, unbewussten Seiten seines Wesens aufarbeiten. Zuerst müssen diese aber erkannt werden. Indikatoren im täglichen Leben sind mentale Spannungen, Urteile, Blockaden, Ängste, Sorgen sowie Müdigkeit, Erschöpfung und allgemeine Unzufriedenheit mit bestimmten Umständen. Der Umkehrcharakter der Stellung steht dafür, dass man bemüht sein muss, die Ursachen dafür im eigenen Wesen zu suchen. Dort, wo dies nicht gelingt, kann nur die Kommunikation mit dem Umfeld zu neuem Licht führen. Um aber mit denjenigen Menschen zu reden, die man vorher für die Probleme verantwortlich gemacht hat, braucht es Überwindung. Sarbangasana schenkt dem Übenden Ausdruckskraft, wodurch er mehr Verständnis über das eigene Wesen entwickelt und so zu mehr Frieden im eigenen Wesen finden kann.

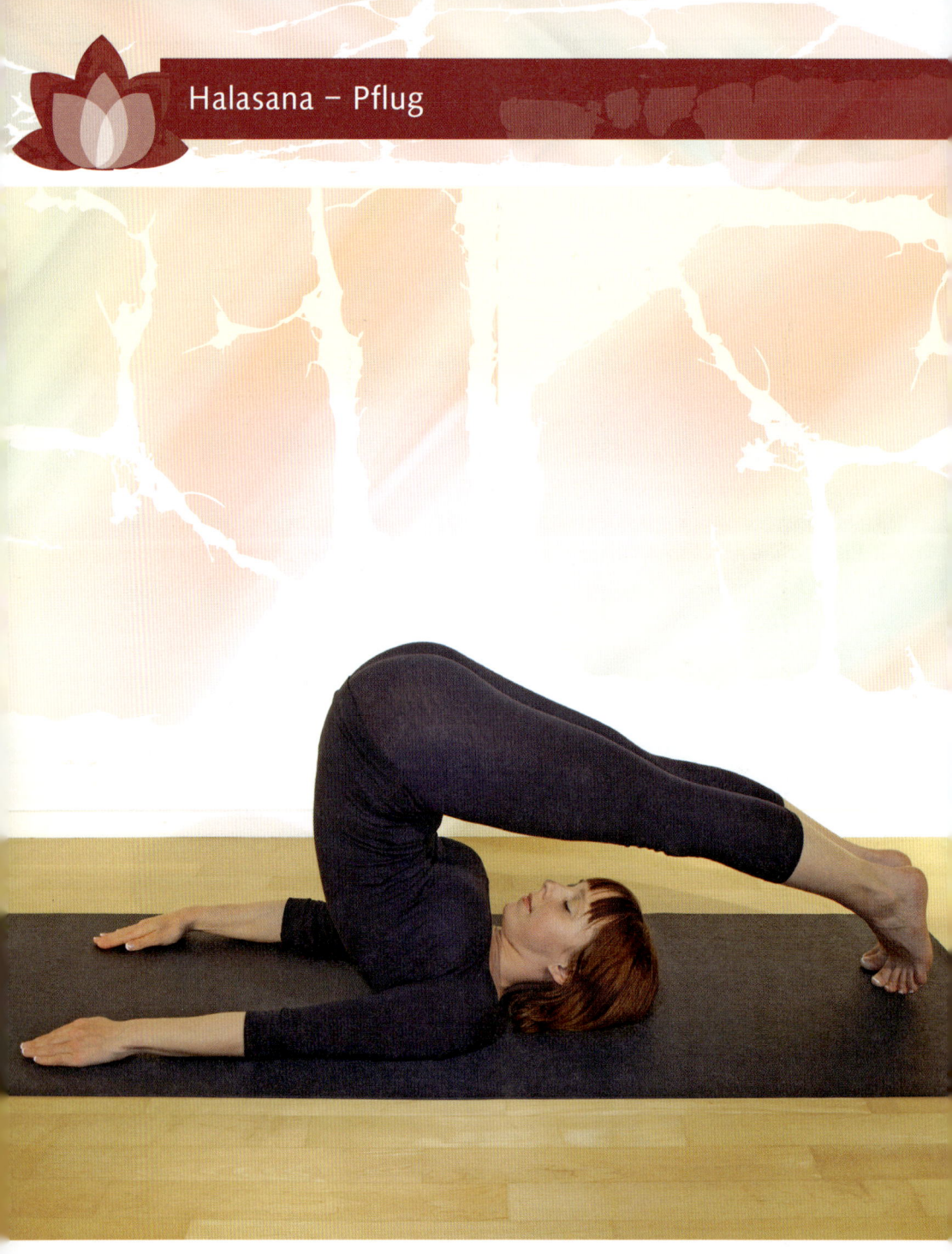

CHAKREN

Halasana wird oft anschließend an Sarbangasana praktiziert und verstärkt dessen Wirkung. Grundsätzlich werden dieselben Zentren begünstigt, wobei durch das Absenken der Beine zusätzlich Druck auf Herz- und Nackenzentrum und Verlängertes Mark ausgeübt wird. Dabei wird auch das Nabelzentrum begünstigt. Das bedeutet, dass die Kommunikation zur Veränderung der Sichtweise und zum Abbau von Erwartungen nur dann erfolgen kann, wenn der Übende bereit ist, seinen Verstand zur Selbstanalyse nach innen zu richten. So kann er sich von fixen Konzepten bezüglich Richtig und Falsch lösen, sich in die Gesellschaft einordnen und von Besserwisserei und der damit verbundenen Überheblichkeit absehen. Diese Wirkung ist generell bei Pingala-Konstitution vorherrschend. Die Dehnung der Wirbelsäule begünstigt auch das Kreuzbeinchakra. Dabei geht es darum, von Urteilen abzusehen und die Kommunikation nicht aus Angst davor zu unterlassen, nicht mehr geliebt zu werden. Dies entspricht einer typischen Ida-Konstitution.

ÜBUNGSKATEGORIE

Wie unter »Chakren« beschrieben, liegt die Bedeutung grundsätzlich nahe bei der von Sarbangasana. Jedoch wird bei dieser Übung die Vorwärtsbeugung intensiviert. Die dadurch zusätzlich erfolgende Aktivierung der Pingala-Kraft ermöglicht eine noch aktivere Auseinandersetzung mit festgefahrenen Mustern, die sich bislang hemmend und blockierend ausgewirkt haben. Bei Halasana liegt der Fokus auf der Erarbeitung einer neuen Verhaltensweise bei den täglichen Bewegungen. Die Lage der Füße ist in dieser Beziehung wesentlich.

KÖRPERTEILE

Wie bei Sarbangasana wird der Blutdruck in Kopf, Hals und Brust erhöht. Die Organe in diesem Bereich profitieren von dieser Übung. Der zusätzliche Druck verstärkt die Wirkung. Verdrängtes Gedankengut wird ins Bewusstsein zurückgeholt. Durch eine kraftvolle Kommunikation werden diese Energien nach außen geführt und erlöst. Der Körper wird von negativen Lasten befreit.

Im Unterschied zu Sarbangasana berühren bei Halasana jedoch die Füße den Boden und zeigen nicht mehr wie die Flamme einer Kerze nach oben. Dabei wird die Bauchregion komprimiert. Dies eröffnet eine zusätzliche Bedeutungskomponente. Die Füße stehen für den Ursprung aller Bewegungen, für die Bedürfnisse und Wünsche. Das linke Bein repräsentiert Yama, was der mütterlichen Kraft und damit der Motivation für die Bewegungen entspricht. Das rechte Bein steht für Niyama, was der väterlichen Kraft und damit der Disziplin bei der Bewegung entspricht. Die Bauchregion steht für den Verstand, die Urteils- und Unterscheidungskraft und somit für das »gedankliche Verdauen«. Die Komprimierung dieser Körperstelle bewirkt, dass diese Kraft zur Selbstanalyse nach innen gewendet wird. Ist diese Grundvoraussetzung gegeben, wird es im spirituellen Sinn möglich, mit den Füßen den Boden zu berühren. Zusätzlich liegen bei Halasana die Handflächen auf dem Boden. Das bedeutet, dass die Früchte der Handlung losgelassen werden. Der Yogi stellt nicht mehr die materielle Erfüllung seiner Wünsche als Resultat seiner täglichen Bewegung in den Vordergrund, sondern das daraus resultierende Potenzial zur Selbstanalyse und -veränderung. Daher dient die Kommunikation mit dem Umfeld lediglich diesem Zweck, auch wenn es bedeutet, sich zu den eigenen Unzulänglichkeiten zu bekennen. Die Wünsche treiben ihn zu täglichen Bewegungen an, die ihm Begegnungen, neue Erfahrungen, Austausch, zunehmendes Verständnis und schließlich Liebe und Frieden ermöglichen.

QUALITÄT DES NAMENS

Der Pflug wendet die verborgene Erde nach oben, gräbt alles um. Was unten oder innen ist, kommt nach oben bzw. außen ans Tageslicht. Darin ist wiederum die Verstärkung der Wirkung von Sarbangasana zu erkennen. Das Unbewusste wird nach oben geholt, umgewälzt und mit Licht durchdrungen. Allerdings geschieht dies hier kraftvoll mit Zug. Der Antrieb zur Selbstüberwindung wird verstärkt.

SCHRIFTPASSAGEN

*Dieser Körper wird »das Feld« genannt.
Jener, der Kenntnis nimmt von »dem Feld«, wird
von den Weisen der »Kenner des Feldes« genannt
... Wirkliche Erleuchtung und einzige Weisheit ist
nur dort, wo die Erkenntnis gleichzeitig
»das Feld« und dessen »Kenner« umfasst.*

Bhagavadgita XIII,2–3

Das Feld zu bestellen, es zu pflügen, würde also bedeuten, mit dem Körper zu arbeiten, um ihn besser kennenzulernen. Um Erleuchtung auf dem spirituellen Weg zu erlangen, muss der Körper völlig erkannt werden. Yoga geht vom Prinzip aus, dass sämtliche mentalen Konzepte sich auch im Körper spiegeln.[*] Somit sind »Kenner«, in diesem Sinne der wahrnehmende Geist und der Erfahrende, und »Körper« eins. Wer das erkennt, kann durch Yoga seinen Geist reinigen und ihn zur Ruhe zurückführen.

* Siehe dazu: »Die Körperteile«, S. 28–33

Wer seine Hand an den Pflug legt und sieht zurück, der ist nicht geschickt für das Reich Gottes.

Lukas 9,62

»Zurücksehen« heißt in diesem Zusammenhang, über die Konsequenzen seines Handelns nachdenken. Wer das tut, wird nicht zum göttlichen Licht vordringen. Es ist egal, was die Mitmenschen denken, wie man dasteht, ob man geliebt wird oder nicht. Der Yogi ordnet alles seiner geistigen Entwicklung unter, spricht die Wahrheit seines Herzens aus und gibt sein Licht frei.

Wie bei Sarbangasana geht es bei Halasana darum, die unbewussten Seiten des eigenen Wesens ins Bewusstsein zu holen, die verdrängten Energien durch Kommunikation zu erlösen und Blockaden abzubauen. Das wird durch den Umkehrcharakter der Stellung und die Wirkung im Nackenbereich möglich. Der Yogi befreit sich von der Schwere, der Bedrängung und der Last auf seinen Schultern und gewinnt neue Bewegungskraft, was durch die Vorwärtsbeugung ausgelöst wird. Bei Halasana wird jedoch der Druck dazu noch verstärkt. Die Komprimierung des Bauchs bewirkt eine zunehmende Selbstanalyse. Die persönlichen Wünsche und Bedürfnisse werden als Motor für die täglichen Bewegungen erkannt (Füße berühren den Boden). Der Sinn dieser Bewegungen wird nicht mehr im resultierenden Lohn und in der materiellen Erfüllung der Wünsche gesehen, sondern in der Verwendung der Bewegungen für die spirituelle Entwicklung. Die Kommunikation dient in der Folge lediglich der Gewinnung von Licht über das eigene Wesen und nicht mehr zur Verurteilung anderer und zur Bestätigung der eigenen Urteile (Hüfte). Persönlicher Gewinn und Ansehen rücken in den Hintergrund, Mut (Herz), Ausdruckskraft (Schilddrüse) und Einsicht (Kopf) in den Vordergrund.

Matsyasana – Fisch

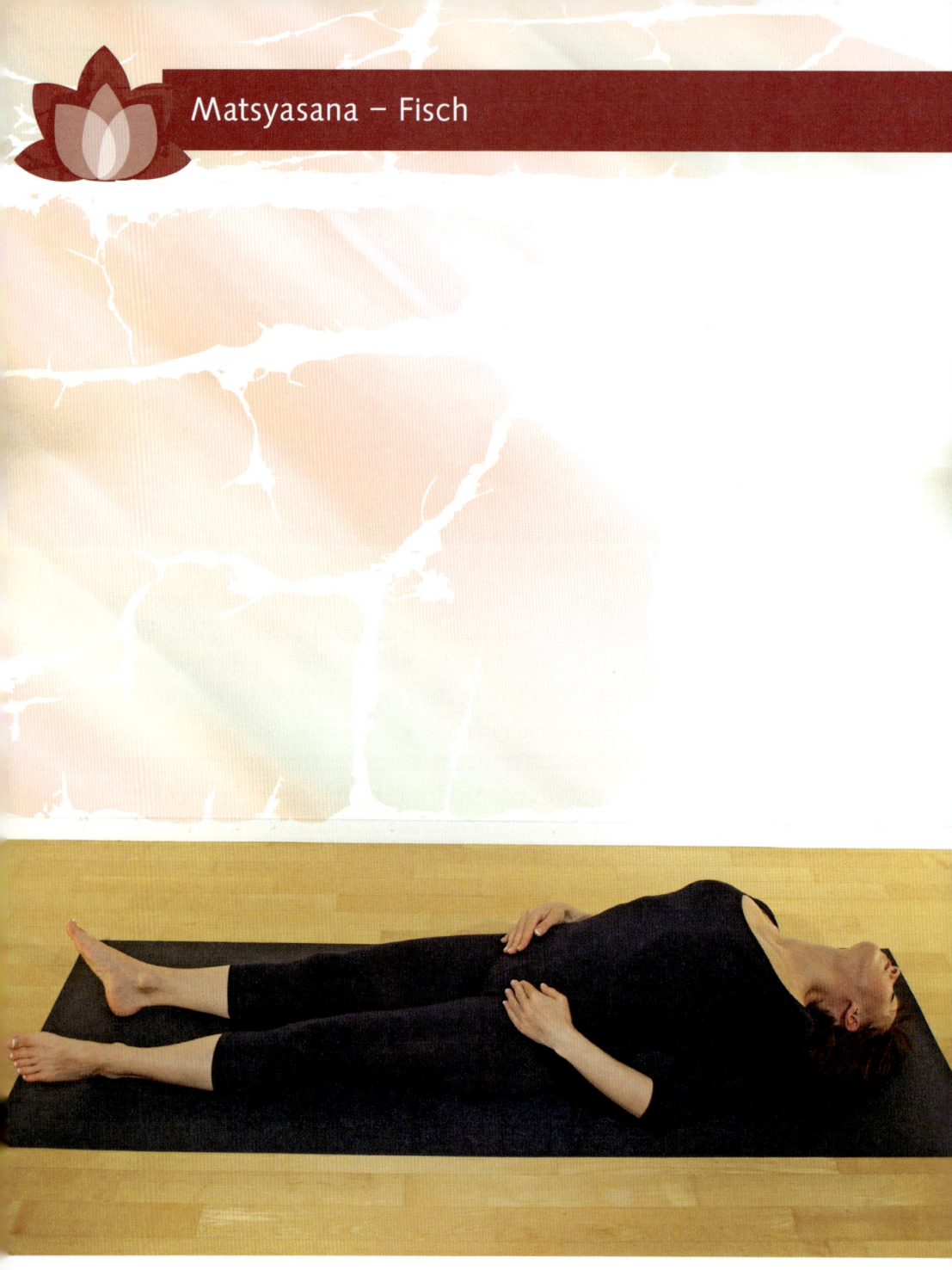

CHAKREN

Diese Übung fördert vor allem das Herz- und das Nackenchakra. Es geht bei dieser Übung um die Entwicklung von Weisheit durch Kommunikation, speziell durch Zuhören. Blockierende Gewohnheiten, Borniertheit und übertriebene Hartnäckigkeit müssen losgelassen werden, um anstehende Probleme lösen und erfolgreich und selbstverantwortlich den eigenen Weg gehen zu können. Das Zuhören wird dahingehend gefördert, dass man die Ratschläge des Umfeldes ins eigene Leben einbauen kann.

Mangelnde Hartnäckigkeit und Konsequenz bei der Verfolgung seiner Ziele und Unsicherheit bzw. mangelndes Vertrauen bei der Umsetzung von Ratschlägen des Umfeldes deuten auf einen Überfluss an Ida-Energie hin. Sturheit, Borniertheit und die Unfähigkeit, auf das Umfeld einzugehen, sind typisch für einen Pingala-Überfluss.

ÜBUNGSKATEGORIE

Die Übungskategorie Asana betrifft in erster Linie die Auseinandersetzung mit den täglichen Lebensumständen. Rückwärtsbeugungen helfen dem Übenden, sich von unnötigen Bewegungen zu lösen und sich vom Leben treiben zu lassen.

KÖRPERTEILE

Diese Übung wirkt sich vor allem auf Hals, Nacken und Nebenschilddrüse positiv aus. Das bedeutet, sie fördert in erster Linie das Zuhören. Der Übende bleibt stumm wie ein Fisch und hört nur zu. Zusätzlich werden Brustkorb und Lunge begünstigt, außerdem hilft die Übung bei Asthma. Somit werden das Ausatmen und das Loslassen unterstützt.

QUALITÄT DES NAMENS

Der Fisch orientiert sich anhand der Strömungen und des Drucks im Wasser, also anhand des Elementes, das ihn umgibt. Dabei spricht er nicht, er nimmt nur auf.* Diese Fähigkeiten werden durch diese Übung vermittelt. Der Übende lernt, sich an seinem Umfeld zu orientieren und auf dessen Bedürfnisse einzugehen. Findet man selbst keine Lösungen für bestimmte Probleme, sollte man gut zuhören, welche Ratschläge aus dem Umfeld kommen, welche Lösungsmodelle andere für ähnliche Problemstellungen anwenden. Zuhören allein reicht aber nicht, man sollte anschließend auch der neu gewonnen Wahrheit vertrauen und sich entsprechend bewegen lassen.

SCHRIFTPASSAGEN

Wer Ohren hat, der höre!
Matthäus 13,9

Ohren hat jeder Mensch. Es geht an dieser Stelle offensichtlich nicht um eine anatomische, sondern eine perzeptorische Eingrenzung. Denn obwohl bei funktionierender akustischer Wahrnehmung etwas verstanden, d. h. wahrgenommen wird, wird es oft nicht gehört, also verdrängt. Das liegt an festgefahrenen Strukturen und Prinzipien. Diese müssen erst losgelassen werden, damit neue Wahrheiten erschlossen werden können und richtiges Zuhören und Verstehen ermöglicht werden. Erst dann kann sich der Mensch neu bewegen und Herausforderungen meistern, die vorher unlösbar erschienen.

ZUSAMMENFASSUNG

Kommt man selbst bei einer Herausforderung nicht mehr weiter, sollte man über dieses Problem sprechen. Aber sprechen allein bringt in der Regel noch keine Lösung. Nur wenn man anschließend auch die Ratschläge des Umfeldes zulässt und sie redlich prüft, ohne sie gleich von Beginn an aufgrund eigener Prinzipien als unzulänglich wegzuschieben, kann daraus neue Weisheit entstehen. Zuletzt muss man dieser auch noch Folge leisten, selbst wenn es manchmal bedeutet, gegen allgemein akzeptierte Vorstellungen – gegen den Strom – zu schwimmen.

---

* Der Fisch hat keine Ohren, sondern eine Schwimmblase, mit der er Druckunterschiede im Wasser wahrnehmen kann.

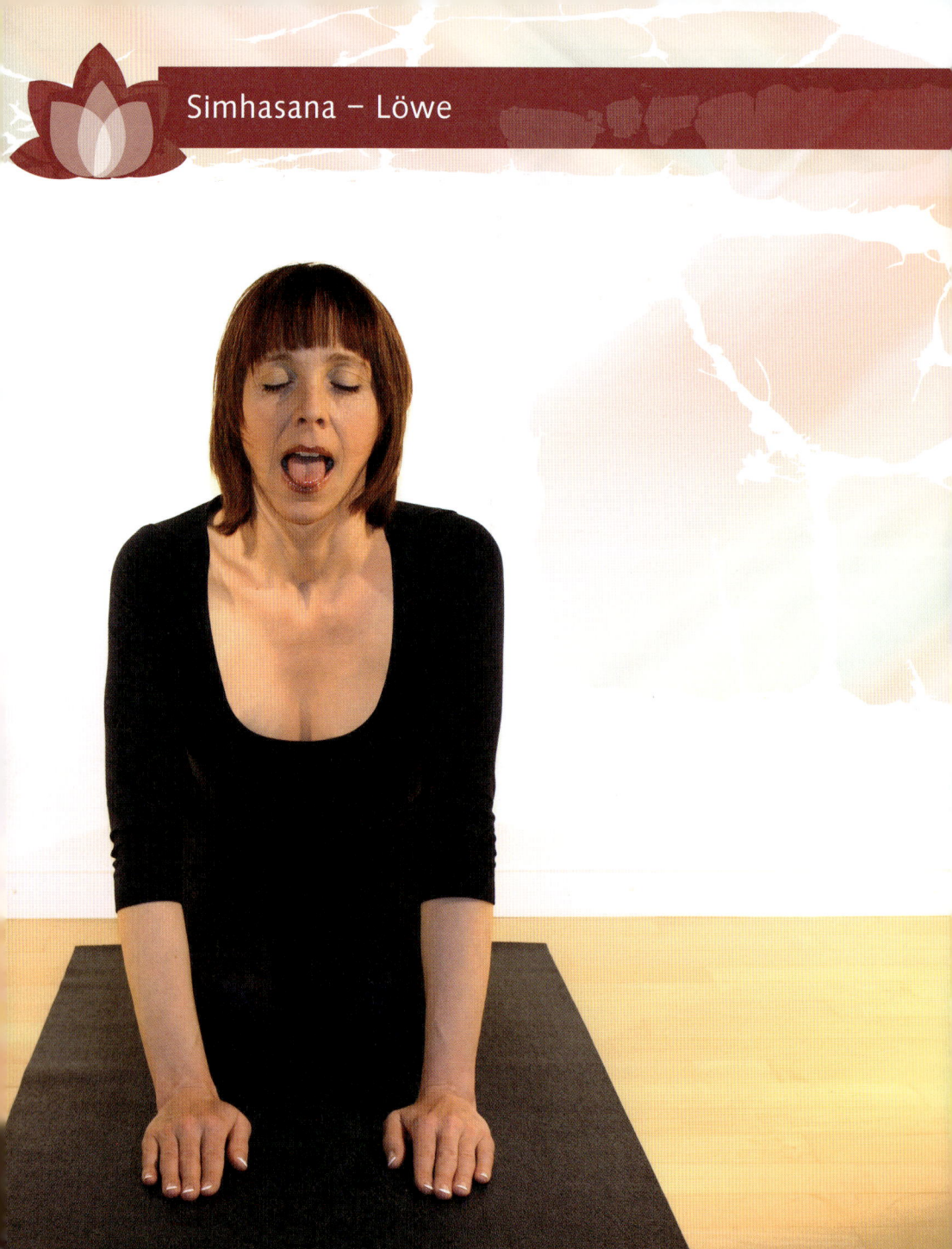

CHAKREN

Die Übung betrifft hauptsächlich das Nackenchakra und fördert somit die wahrhaftige Kommunikation, wobei es hier vor allem um das Sprechen geht. Übertriebene Selbstdarstellung, typisch für einen Pingala-Überfluss, und mangelndes Selbstvertrauen in der Kommunikation, charakteristisch für einen Ida-Überfluss, werden ausgeglichen.

ÜBUNGSKATEGORIE

Asanas im Sitzen helfen, sich mit den momentan herrschenden Umständen auseinanderzusetzen und die Bewegungsweise so zu verändern, dass Erkenntnis optimal möglich ist.

KÖRPERTEILE

Die Zunge wird bei dieser Übung herausgestreckt, im Allgemeinen ein Ausdruck der Geringschätzung der Mitmenschen. Der Übende lernt, seine Urteile bezüglich seines Umfeldes und seine Bedürfnisse offen auszusprechen, was wirklich alle in Schrecken versetzen kann, weil so das Bild über einen Menschen völlig verändert wird. Dabei riskiert er aber auch einen völligen Gesichtsverlust. Er outet sich und sein Innerstes und steht dann oft allein da.[*] Das braucht viel Mut und Überwindung, denn meist ist es ja gerade die Angst vor diesem Gesichtsverlust, die verhindert, dass man sich klar ausdrückt. Simhasana vermittelt die Fähigkeit, diese Angst zu überwinden. Das bei dieser Übung erzeugte Geräusch entsteht beim Einatmen.[**] Dies zeigt, dass der Fokus bei der Kommunikation auf dem Feedback des Umfeldes liegen muss. Dasselbe verdeutlicht auch die Konzentration auf die Nasenspitze, was Selbstreflexion und Einsicht über sich selbst fördert.[***]

[*] Vgl.: In der Bhagavadgita zieht Arjuna allein gegen Verwandte und Lehrer in die Schlacht.
[**] Durch Verengung der Stimmritze wird beim Einatmen ein Geräusch erzeugt.
[***] »Sich selbst an der Nase nehmen«

QUALITÄT DES NAMENS

Der Löwe brüllt laut und kraftvoll. Er gibt seinem Umfeld zu verstehen, wo die Grenzen seines Territoriums sind, und verteidigt sich so gegenüber äußeren Ansprüchen. Der Übende überträgt diese Eigenschaften auf sich. Er lernt, sich klar und deutlich bezüglich seiner Bedürfnisse, Ansichten und Prinzipien zu äußern, und steckt so sein Revier ab. Das braucht Kraft und Mut, denn man macht sich natürlich nicht nur beliebt, verschafft sich aber auch Respekt.

SCHRIFTPASSAGEN

Um Begeisterung im Herzen Duryodhanas
zu erwecken, blies der mächtige Ahnherr ...
in seine Muschel, sodass es vom Schlachtfeld
widerhallte wie Löwengebrüll.
Bhagavadgita I.13

... stärker als die Löwen.
2. Samuel 1,23

In beiden Passagen wird der Löwe
als Inbegriff der Stärke und des Mutes
dargestellt, als jemand, der seinen Gegnern
Angst und sich selber Mut einflößt.

ZUSAMMENFASSUNG

Der Übende lernt, seine innere Wahrheit nach außen zu tragen und mit deutlichen Worten zu kommunizieren, sich klar zu positionieren. Damit geht er natürlich die Gefahr ein, sein Umfeld zu brüskieren, und riskiert damit einen Gesichtsverlust. Gerade die Angst davor verhindert, dass man schon vorher deutlich Stellung genommen hat. Simhasana vermittelt also auch Mut, über sich selbst hinauszuwachsen. Nur durch das Aussprechen der Wahrheit ermöglicht man ein ehrliches Feedback der Mitmenschen. Einzig, wenn man sich outet, kann man durch das Umfeld belehrt werden. Wenn alle ihre Bedürfnisse offen auf den Tisch legen, kann nachher durch ein Gespräch geklärt werden, welche Lösung sämtliche Bedürfnisse berücksichtigt. Nur Ehrlichkeit führt zu mehr Verständnis und Toleranz.

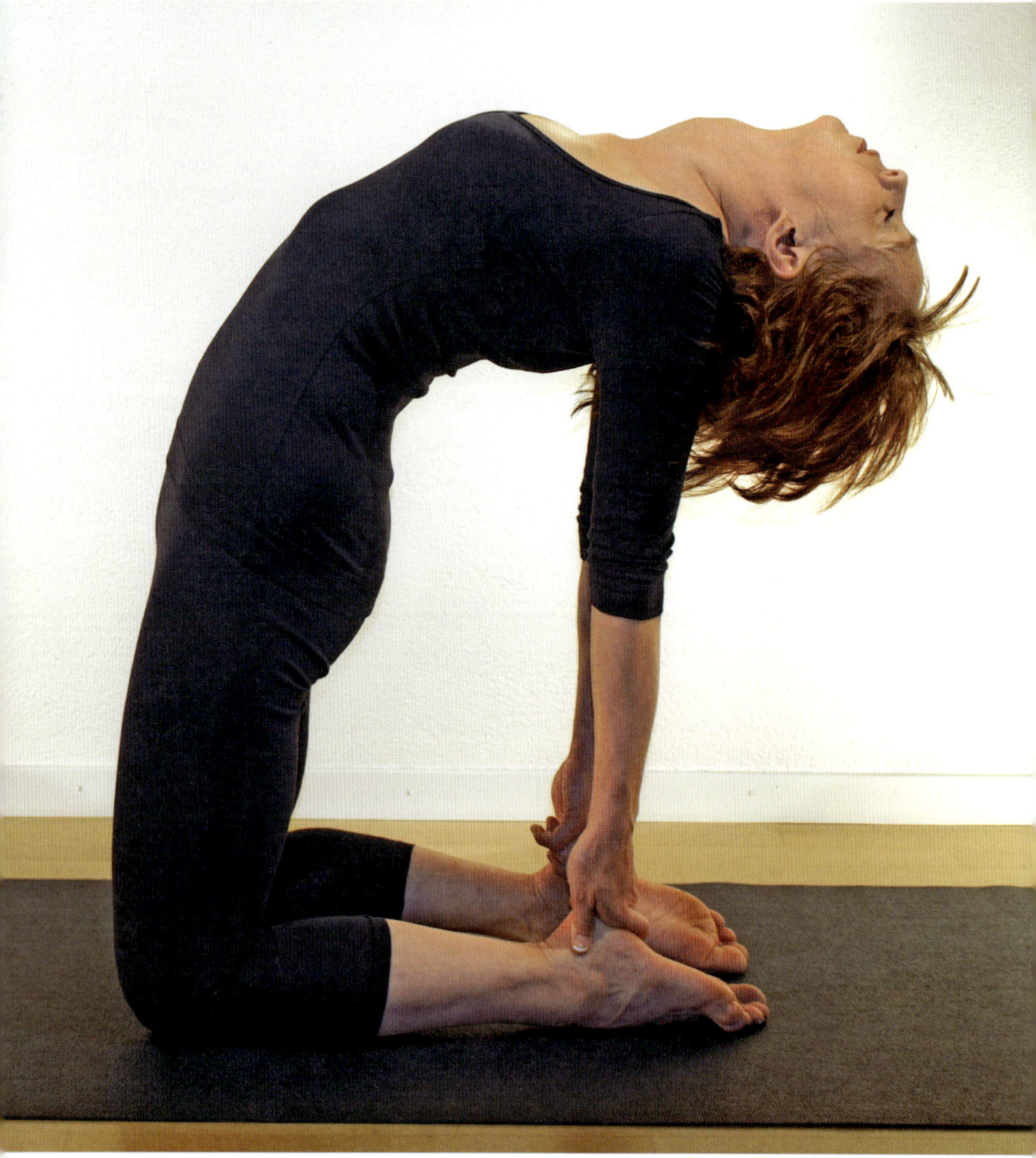

CHAKREN

Die ganze Wirbelsäule und damit die Chakren von Steißbein bis Nacken werden begünstigt. Diese Übung wirkt speziell auf Kreuzbein- und Herzchakra.

Die Erfüllung von Wünschen und Bedürfnissen ist ein primäres Anliegen aller Menschen und der Motor für alle Bewegungen (Steißbein).

Wünsche sind aber oft unbewusst, bzw. werden verdrängt, weil sie mit dem Selbstbild in Konflikt stehen (Kreuzbein). Identifiziert sich jemand mit der Eigenschaft Selbstlosigkeit, darf er gemäß seiner eigenen Definition als selbstloser Mensch auch keine Wünsche haben. Dieses Verhalten entspricht einem Überfluss an Ida. Pingala-Überfluss andererseits führt zu starkem Egoismus und einer kompromisslosen Verfolgung der eigenen Bedürfnisse. Wünsche und Bedürfnisse können aber nicht einfach abgeschaltet werden und sie aufzulösen ist ein langwieriger Prozess. Zuerst werden sie entweder ausgedrückt und verfolgt oder aber unterdrückt, wobei sie im Unterbewussten weiterwirken und von dort aus die Handlungen beeinflussen. Begehrt man etwas – bewusst oder unbewusst – werden die Mitmenschen zu Konkurrenten. Zudem verurteilt man meist Personen, die sich jene Bedürfnisse erfüllen, die man selbst verdrängt. Mit zusätzlichen Definitionen von Richtig und Falsch (Nabelzentrum) legitimiert man dann die eigene Interpretation und stellt sich über die anderen, was einem typischen Pingala-Verhalten entspricht. Oder man stellt die eigenen Anliegen immer zurück und sieht andere als höhergestellt, ist aber dauernd unzufrieden, was einem typischen Verhalten bei Ida-Überfluss entspricht.

Diese Definitionen wiederum sind die Ursachen für individuelle Erwartungen (Herzzentrum), wie sich die Mitmenschen verhalten sollten, um »gute Menschen« zu sein. Diese Erwartungen werden verdrängt, weil sie ja wieder dem eigenen Selbstbild widersprechen.* Das führt dazu, dass man permanent enttäuscht wird und die anderen Menschen als Belastung erfährt. Sie werden demzufolge verurteilt. Der Teufelskreis ist perfekt. Die Lebenskraft wird in einer

* im vorhergehenden Beispiel Selbstlosigkeit

negativen Abwärtsspirale verschwendet, die Wirbelsäule wird aufgrund mangelnder Flexibilität und Toleranz steif.

Ardha Ustrasana hilft, sich aus dieser abwärtsgerichteten Tendenz zu befreien. Eine Reinigung der Chakren führt dazu, dass sich der Übende über seine Bedürfnisse, Urteile, Gedankenmuster und Erwartungen bewusst wird und diese durch eine veränderte Geisteshaltung im Alltag auflösen kann.

ÜBUNGSKATEGORIE

Bei Asanas mit starker Rückwärtsdehnung geht es darum, die Bewegungsweise so zu verändern, dass Erwartungen, Anhaftungen, Denkmuster und Gewohnheiten aufgelöst werden.

KÖRPERTEILE

Die Übung ist positiv für die gesamte Wirbelsäule, was zu geistiger Flexibilität und dadurch zu neuer Lebenskraft führt. Sie wirkt auf Nieren und Herz, und durch regelmäßiges Praktizieren kann hoher Blutdruck abgebaut werden. Ardha Ustrasana gibt also die Kraft, Urteile (Nieren) und Erwartungen (Herz) abzubauen und anschließend den Mitmenschen wieder unbelastet gegenüberzutreten. Weil die Lebensenergie nicht damit verschwendet wird, andere für die eigenen Ängste und Sorgen verantwortlich zu machen, steht diese sinnvoller zur Selbstanalyse und Vertiefung der Erkenntnis durch Bewegungen und Begegnungen im Alltag zur Verfügung. Weil der Kopf im Nacken liegt, geht es hier nicht darum, Erwartungen durch Kommunikation, sondern durch Zuhören, Selbstanalyse und innere Einsicht aufzulösen.

Die Hände fassen die Fersen. Damit schließt sich der Kreis zwischen grundlegenden, aber meist unbewussten Bedürfnissen (Ferse) und Anhaftungen am Resultat der Bewegungen (Hände). Dem Übenden wird klar, dass die Ursache für sämtliche Ängste und Sorgen seine Wünsche und Bedürfnisse und die Anhaftung daran sind, nicht seine Mitmenschen. In der vollen Kamelstellung wird sogar noch der Kopf an die Fersen geführt, was besseres Verständnis ermöglicht und diese Wirkung zusätzlich verstärkt. Dadurch werden Urteile und Erwartungen abgebaut, man regt sich weniger auf, der Blutdruck sinkt und man kann die vorher verschwendete Energie sinnvoller nutzen.

QUALITÄT DES NAMENS

Die wohl herausragendste Qualität des Kamels ist seine Eigenschaft, enorme Reserven in Form von Wasser aufzunehmen und diese dann ökonomisch einzusetzen, um möglichst lange überleben zu können. Diese Qualität wird allgemein mit Genügsamkeit und Effizienz zusammengefasst.

Durch eine Reduktion der Urteile und Erwartungen steht dem Yogi die Energie für wesentliche Belange des Lebens zur Verfügung. Er verschwendet seine Ressourcen nicht, sondern nutzt sie effizient für seine spirituelle Entwicklung. Eine Reduktion von Puls und hohem Blutdruck und damit von Aufregung verlängert auch das Leben.

SCHRIFTPASSAGEN

Wenn ein Mensch aus seinem Bewusstsein alles ichhafte Verlangen ausmerzt und im Selbst durch Selbst sein volles Genüge gefunden hat, dann sagt man von ihm: er ist in seiner Einsicht fest gegründet.

Bhagavadgita II,55

Eher geht ein Kamel durch ein Nadelöhr, als dass ein Reicher in das Reich Gottes gelangt.

Lukas 18,25

In beiden Passagen wird die Genügsamkeit angesprochen. Zufriedenheit und Glück (= »Reich Gottes«; entspricht bei Patanjali dem Zustand des Yoga) resultieren nicht aus der Befriedigung materieller Bedürfnisse. Diese Erkenntnis befreit von allen Ängsten, Sorgen, Urteilen und Erwartungen. Reichtum ist aber nicht abhängig von Besitz (ebenso wenig von Wissen, Erfahrung etc.), sondern von der Anhaftung daran. Reich in dem Sinn ist nicht jemand, der viel hat, sondern jemand, der »reich« an neidhaften Gedanken ist und daher glaubt, ohne Reichtum nicht glücklich sein zu können.

ZUSAMMENFASSUNG

Die Halbe Kamelstellung befreit von Urteilen und Erwartungen, weil der Übende erkennt, dass Wünsche und Bedürfnisse zwar Antrieb zur Bewegung sind, dass der Zweck dieser Bewegung aber die Begegnung und der Austausch mit den Mitmenschen und den Lebensumständen und somit letztlich Erkenntnis, Verständnis, Toleranz, Liebe und damit wahres Glück sind. Die Lebenskraft wird auf diese Ziele ausgerichtet und sinnvoll eingesetzt, was die Effizienz der Bemühungen erhöht.

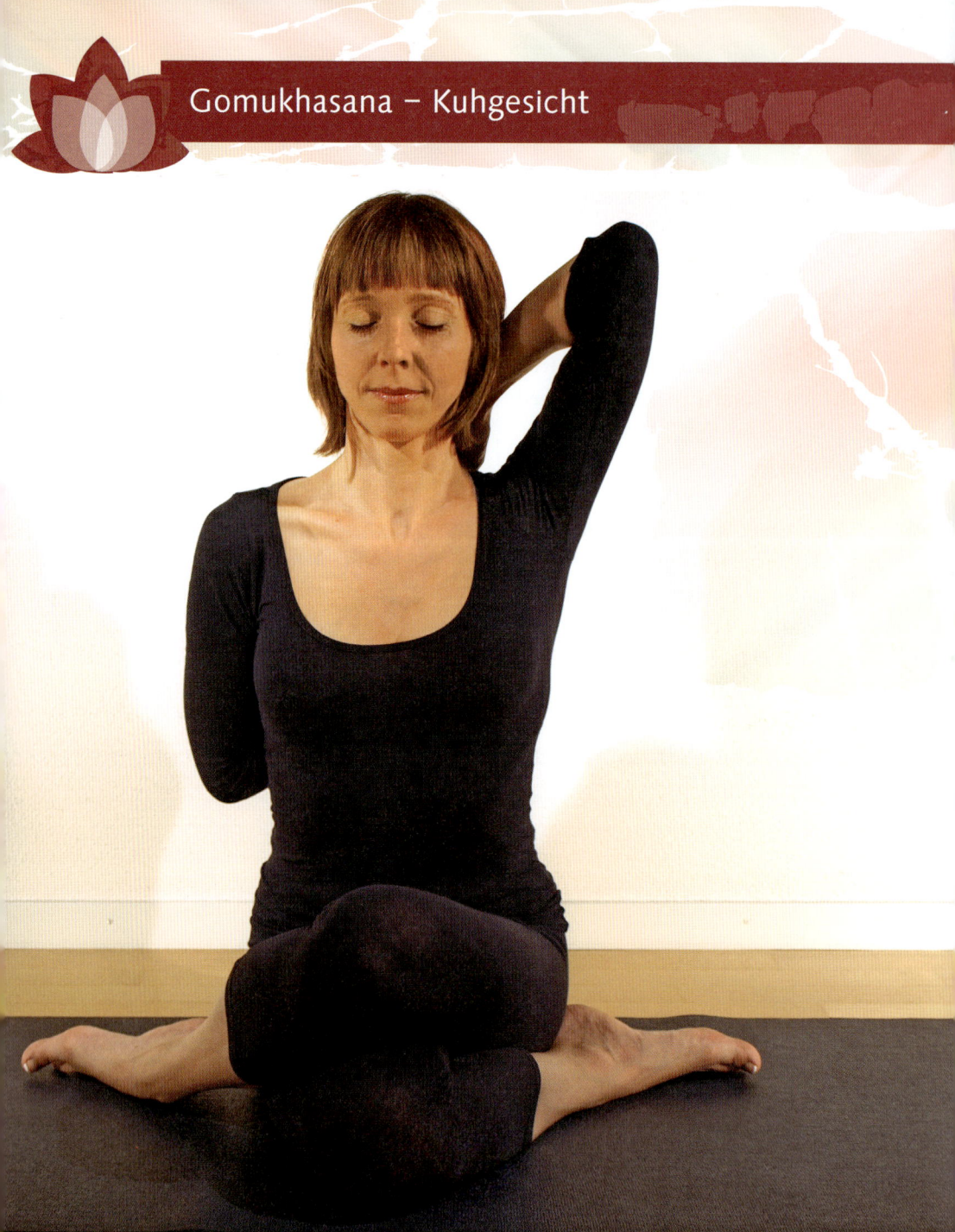

CHAKREN

Diese Übung begünstigt insbesondere das Kreuzbeinchakra. Sie hilft, Unreinheiten in Bezug auf Urteile im zwischenmenschlichen Bereich aufzulösen, und bewirkt eine entsprechende Reinigung. Pingala-Überfluss führt in der Regel zur Projektion der Urteile nach außen, Ida-Überfluss entspricht der Unzufriedenheit mit der eigenen Persönlichkeit.

ÜBUNGSKATEGORIE

Sitzende Übungen zeigen, wo an bestehenden Umständen des täglichen Lebens (Asana) gearbeitet werden muss.

KÖRPERTEILE

Vor allem Geschlechtsdrüsen und Harnwege werden durch diese Übung positiv beeinflusst. Damit die Verbindungen zu den Mitmenschen (Geschlechtsdrüsen) auf ein neues Fundament gestellt werden können, müssen Vorurteile aufgelöst werden (Niere). Der Übende erkennt, dass seine Ansprüche Ursprung für alle Unstimmigkeiten mit dem Umfeld sind. Deshalb werden die Hände hinter dem Rücken fixiert. So wird jegliche Anhaftung verhindert. Die Fußsohlen zeigen nach oben, die persönlichen Wünsche sollen nicht mehr Motivation zur Bewegung sein, sondern der Dienst am Mitmenschen.

Probleme mit den Ausscheidungsorganen entstehen, wenn der Austausch mit dem Umfeld dem Zweck der Veränderung desselben dient anstatt der Erkenntnis der eigenen Vorstellungen und Urteile. Durch den Verschluss der Beine und den Druck auf den Unterleib werden angestaute und unverarbeitete Energien aus diesem Bereich nach oben gepresst und so ins Bewusstsein geführt. Diese Übung hilft, den Umgang mit den Mitmenschen auf das Ziel der Selbsterkenntnis auszurichten und zu erkennen, wo man Dinge aussprechen muss, wo man sie in sich selbst bereinigen kann, wo man Kritik aussprechen und wo annehmen soll. Das entspricht auch der Aufteilung von Ida und Pingala. Ein Übermaß an Pingala bewirkt ein Verhalten, das sich auf das Kritisieren der anderen beschränkt. Zuviel Ida hingegen resultiert darin, dass man Kritik nicht ausspricht, aus Angst, jemanden zu verletzen. Somit wird aber auch jegliche wahrhafte Kommunikation unterbunden, und ein Feedback des Umfeldes bleibt aus, was Selbsteinsicht und -veränderung unmöglich macht. Die Verschränkung von rechtem und linkem Bein, von rechter und linker Hand führt zu einem Ausgleich von Ida und Pingala.

QUALITÄT DES NAMENS

Die Kuh ist eines der wichtigsten domestizierten Tiere, weil sie Milch gibt. Sie liefert damit einen essenziellen Bestandteil der Ernährung. Milch ist Kraftnahrung, die eigentlich für den Nachwuchs produziert wird, damit dieser schnell wächst und kräftig wird. Dieselbe Wirkung hat Milch auf das spirituelle Wachstum. Sie ist die Wahrheit für den Geist.[*] Die Kuh ist ein ruhiges und friedvolles Tier. Genauso beruhigt Wahrheit den Geist und bringt ihn zur Ruhe.[**]

Die Kuh ist ein Wiederkäuer. Ihre Milch entsteht nach mehrmaligem Kauen und Verdauen der Nahrung. Auch diese Eigenschaft ist wichtig für das Verständnis dieser Stellung. Es geht darum, sich nochmals mit Dingen auseinanderzusetzen, von denen man eigentlich gedacht hat, sie wären erledigt (verdaut). Aussagen wie »Da steh ich jetzt wirklich drüber« oder »Das brauch ich jetzt wirklich nicht mehr« sind diesbezügliche Indikatoren. Die Stellung hilft zu erkennen, ob Situationen und Beziehungen zu Mitmenschen wirklich im Reinen sind oder ob man sich diesbezüglich etwas vormacht und sich deshalb nochmals mit ihnen beschäftigen muss, bis wirkliche Einsicht (Milch) resultiert.

[*] In der ayurvedischen Lehre steht Milch für die Fontanelle und somit für den Zustand des Samadhi, den höchsten Zustand der spirituellen Entwicklung. Vgl. dazu: Janakananda: Ayurveda – Nahrung und Bewusstsein. Schirner Verlag 2007, S. 20–21.

[**] Die Quelle des Ganges in Indien wird oft mit Gomukh bezeichnet. Das zeigt, dass die Kuh als Ursprung der Klarheit und Reinheit, als Quelle des spirituellen Wachstums gesehen wird.

SCHRIFTPASSAGEN

Vertrage dich mit deinem Gegner sogleich, solange du noch mit ihm auf dem Weg bist, damit dich der Gegner nicht dem Richter überantworte und der Richter dem Gerichtsdiener und du ins Gefängnis geworfen werdest. Wahrlich, ich sage dir: Du wirst nicht von dort herauskommen, bis du auch den letzten Pfennig bezahlt hast.

Matthäus 5,25

»Den letzten Pfennig zu bezahlen« heißt, alle Schuld zu begleichen. Überall dort, wo die Schuld noch bei den Mitmenschen gesucht oder gesehen wird, ist eine Veränderung der Sichtweise notwendig, das Verfahren muss nochmals aufgerollt, »wiedergekäut« werden. Spirituelles Wachstum resultiert nur, wenn Konflikte als Möglichkeit zur Selbsterkenntnis genutzt werden. Alles andere führt zu Anhaftungen und Verhaltensstrukturen, die nur der Tod (»Richter«) wieder bereinigen kann.

Nirvicara-vaisaradye' dhyatma-prasadah.

Rtambhara tatra prajna.

Taj-jah samskaro' nya-samskara-pratibandhi.

Tasya api nirodhe sarva-nirodhan nirbijah samadhih.

Erfahrung im Zustand der von der Erwägung freien Betrachtung führt zur inneren Abgeklärtheit.

Dort findet man Weisheit, die der ewigen Ordnung voll ist.

Die aus dieser Weisheit entsprungenen Eindrücke verdrängen die unterbewussten Eindrücke.

Wenn selbst diese neuen Eindrücke zur Ruhe kommen, kommt alles zur Ruhe und daraus entsteht die »keimlose Versenkung«.

Patanjali, Vom keimhaften zum keimlosen Samadhi, Sutren 47–51

Wahrheit ermöglicht größtes spirituelles Wachstum und bringt den Geist zur Ruhe. Dies geschieht, wenn die äußeren Dinge nicht mehr abgewogen werden, Vorstellungen und Gedankenmuster verschwinden. Der Yogi überlässt alles dem Fluss des Lebens, er spricht, hört zu, entscheidet, kritisiert und nimmt Kritik an ohne jegliche Absicht. Dieses Verhalten wirkt sich förderlich auf die Ausscheidungsorgane aus. Nur so kann wirkliche Einsicht und Wahrheit entstehen. Diese Wahrheit beseitigt die unterbewussten Eindrücke und reinigt die Chakren, sodass die Lebensenergie wieder ungestört fließen kann.

ZUSAMMENFASSUNG

Anhaftung an materiellen Gegenständen führt zu Ängsten und Sorgen. Der Geist wird unruhig, der Mensch unglücklich. Er glaubt, sein Glück sei von materiellen Errungenschaften abhängig, die er entweder nicht hat oder verlieren könnte. Weil man sich die Schuld für das eigene Unglück nicht eingestehen will, projiziert man sie auf die Mitmenschen und verurteilt diese. Der Austausch mit ihnen wird durch die Absicht bestimmt, das Umfeld zu verändern, um das verlorene Glück wiederzufinden.

Gomukhasana hilft, diesen Prozess umzukehren. Der Übende erkennt die Ursache seines Unglücks in seinem Verlangen. Er löst seine Anhaftung an die materiellen Güter auf, indem er die Füße nach oben richtet und Beine und Hände verschränkt. Der Druck auf die Geschlechtsdrüsen und Wasserausscheidungsorgane bewirkt, dass die Kommunikation nach innen gerichtet wird. Sie dient dem Zweck der Selbsterkenntnis. Dort, wo der innere Prozess nicht zu Erkenntnis (Milch) führt, wird die Kommunikation wieder nach außen geführt, um den inneren Erkenntnisprozess zu ermöglichen (Wiederkäuen, Verdauen). Dadurch wird alle Schuld beseitigt, der Geist kehrt zu Ruhe und Frieden zurück (Kuh).

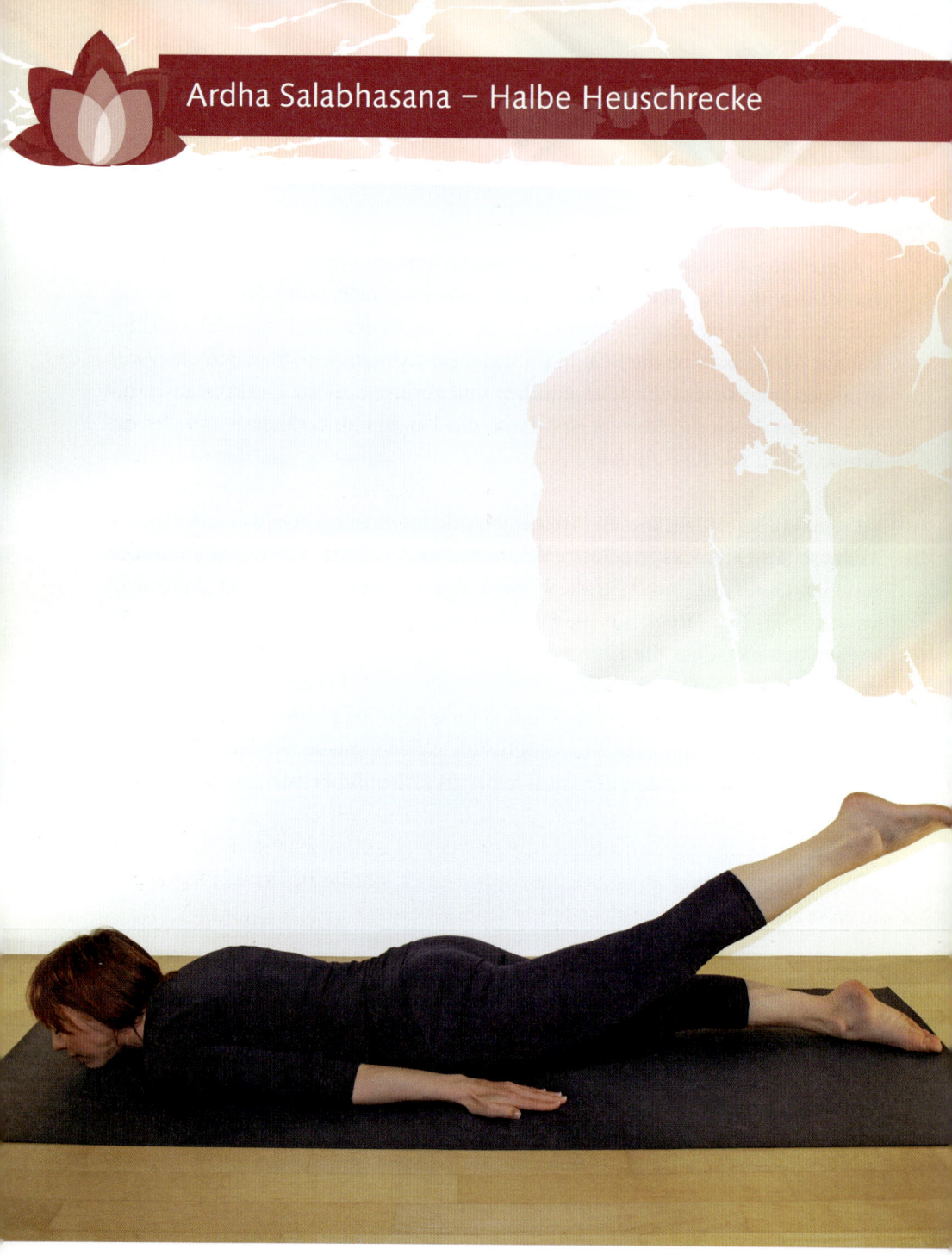

CHAKREN

Ardha Salabhasana begünstigt sämtliche Chakren von Steißbein bis Nacken-zentrum, wirkt aber vornehmlich auf das Kreuzbeinzentrum.

Strengt man sich für die Befriedigung eines Bedürfnisses (Steißbein) an, wird automatisch das Recht auf die Erfüllung desselben abgeleitet und eine Erwar-tung an das Resultat entsteht (Herzzentrum). Ist diese sehr intensiv, werden die Mitmenschen als Bedrohung oder Konkurrenz wahrgenommen und deshalb verurteilt, vor allem natürlich dann, wenn die begehrten Ereignisse nicht ein-treffen. Es kommt zu Schuldzuweisungen und Verurteilungen, was dem Kreuz-beinchakra entspricht. Um diese Verurteilungen zu rechtfertigen, stellt man sich bewusst über die anderen Personen. So gibt man den eigenen Rechtsvorstellun-gen Vorrang, rechtfertigt das eigene Verhalten und bekräftigt die Ansprüche (Nabelzentrum).

Auch Bedürfnisse im zwischenmenschlichen Bereich und in Bezug auf die Arbeit führen zum selben Resultat. Strengt sich ein Partner in einer Beziehung enorm an und hat das Gefühl, er leiste viel für diese, führt das automatisch auch zu einer Erwartungshaltung bezüglich des Partners, oft zu einer Enttäuschung und damit zu Verurteilungen und Abneigung. Wird jemandem nach jahrelan-gem Einsatz für eine Firma eine andere Person bei der Beförderung vorgezogen, ist man ebenfalls enttäuscht und verurteilt Chef und Kollegen.

Starke Schuldprojektion nach außen, übertriebenes Festhalten an den eigenen Ansprüchen und mangelnde Fähigkeit, auf die Mitmenschen einzugehen und ih-nen zuzuhören, sind Anzeichen für einen Überfluss an Pingala-Energie. Zu viel Ida zeigt sich durch Unterdrückung der Bedürfnisse und resultierender Unzufrie-denheit, Selbstzweifel, das Gefühl des Versagens, Resignation und die mangeln-den Fähigkeit, Ratschläge des Umfeldes ins eigene Leben zu integrieren.

ÜBUNGSKATEGORIE

Asanas zeigen, wo eine Bewegungsweise im Alltag verändert werden muss, um bestimmte Erkenntnisse zu ermöglichen. Rückwärtsdehnungen in Bauchlage bedeuten Loslassen durch einen Impuls von innen. Umkehrstellungen führen Unbewusstes ins Bewusstsein.

KÖRPERTEILE

Die Beine stehen für Arbeit, Motivation und Disziplin. Die Hüftregion ist der Sitz von Urteilen im zwischenmenschlichen Bereich. Die Hände stehen für das Festhalten der Früchte der Arbeit.

Diese Übung lässt das Blut aus den Beinen in den fixierten Oberkörper fließen. Dabei liegen die Handflächen auf dem Boden. Dadurch wird dem Übenden klar, wo er aus seinen täglichen Bewegungen (Beine) eine Erwartung oder Bedingung (Herz) an das Resultat ableitet. Weil die Hände fixiert sind, kann nichts mehr festgehalten werden. Der Yogi erkennt, dass seine Fähigkeiten, seine Kraft, seine Möglichkeit zur Bewegung und zur Arbeit sowie das Resultat daraus Geschenke der Natur sind, was durch den Boden symbolisiert wird, auf dem der Übende liegt. So werden Erwartungen abgebaut. Dadurch vermeidet er Urteile über und Schuldzuweisungen an seine Mitmenschen (Unterleib/Hüfte) und sieht sich auf gleicher Ebene wie sie. Der Verstand (Bauch) wird so nicht mehr zur Analyse der äußeren Vorgänge verwendet, sondern nach innen gerichtet, was die Selbstanalyse begünstigt. Spannungen werden abgebaut. Der in den Nacken gelegte Kopf fördert das Zuhören, d. h., dass es bei dieser Übung nicht darum geht, den Erwartungen Ausdruck zu verleihen, sondern der inneren Stimme Gehör zu verschaffen* und das Bewusstsein zu schärfen.

QUALITÄT DES NAMENS

In Afrika und Asien vernichten Heuschreckenschwärme in regelmäßigen Abständen die Ernten. Dieses Tier steht symbolisch für alle Urteile bezüglich Le-

---

* Vgl. oben: »Übungskategorie«, Impuls von innen

bensumständen und Mitmenschen, die als Bedrohung und potenzielle Gefahr für die aus einer Arbeit resultierenden und deshalb vermeintlich wohlverdienten Früchte wahrgenommen und deshalb verurteilt werden.

SCHRIFTPASSAGEN

Er hegt keine persönlichen Erwartungen, reißt nicht die Dinge an sich als persönlichen Besitz, beherrscht vollkommen Herz und Ich.

Bhagavadgita IV,21

... So will ich morgen Heuschrecken in dein Gebiet bringen; und sie werden das Angesicht des Landes bedecken, dass man das Land nicht wird sehen können; und sie werden das Übrige fressen, das entronnen, das euch übrig geblieben ist von dem Hagel, und werden alle Bäume fressen, die euch auf dem Felde wachsen; ...

2. Mose 10,4

Reißt man Dinge an sich und hält diese fest, führt das zu übertriebener Anhaftung an die Errungenschaften, den Lohn. Daraus entsteht ein Begehren, das dann das Herz beherrscht und einengt. Man glaubt, ohne die erarbeiteten Dinge nicht mehr glücklich sein zu können. Die Heuschrecke befreit von dieser Anhaftung und erlaubt dem Herzen, wieder in Einklang mit dem Selbst, dem »Ich« zu schlagen.

ZUSAMMENFASSUNG

Diese Stellung führt dem Übenden ins Bewusstsein, wo er aus seiner täglichen Tätigkeit eine Erwartung an deren Errungenschaften hat. Er erkennt Umstände und Mitmenschen, die ihn zum Loslassen dieser Anhaftungen zwingen, nicht mehr als Bedrohung, sondern als Hilfe bei der Befreiung vom Begehren. Dabei werden Schuldzuweisungen abgebaut und die Selbstanalyse wird gefördert. Das Herz schlägt wieder frei.

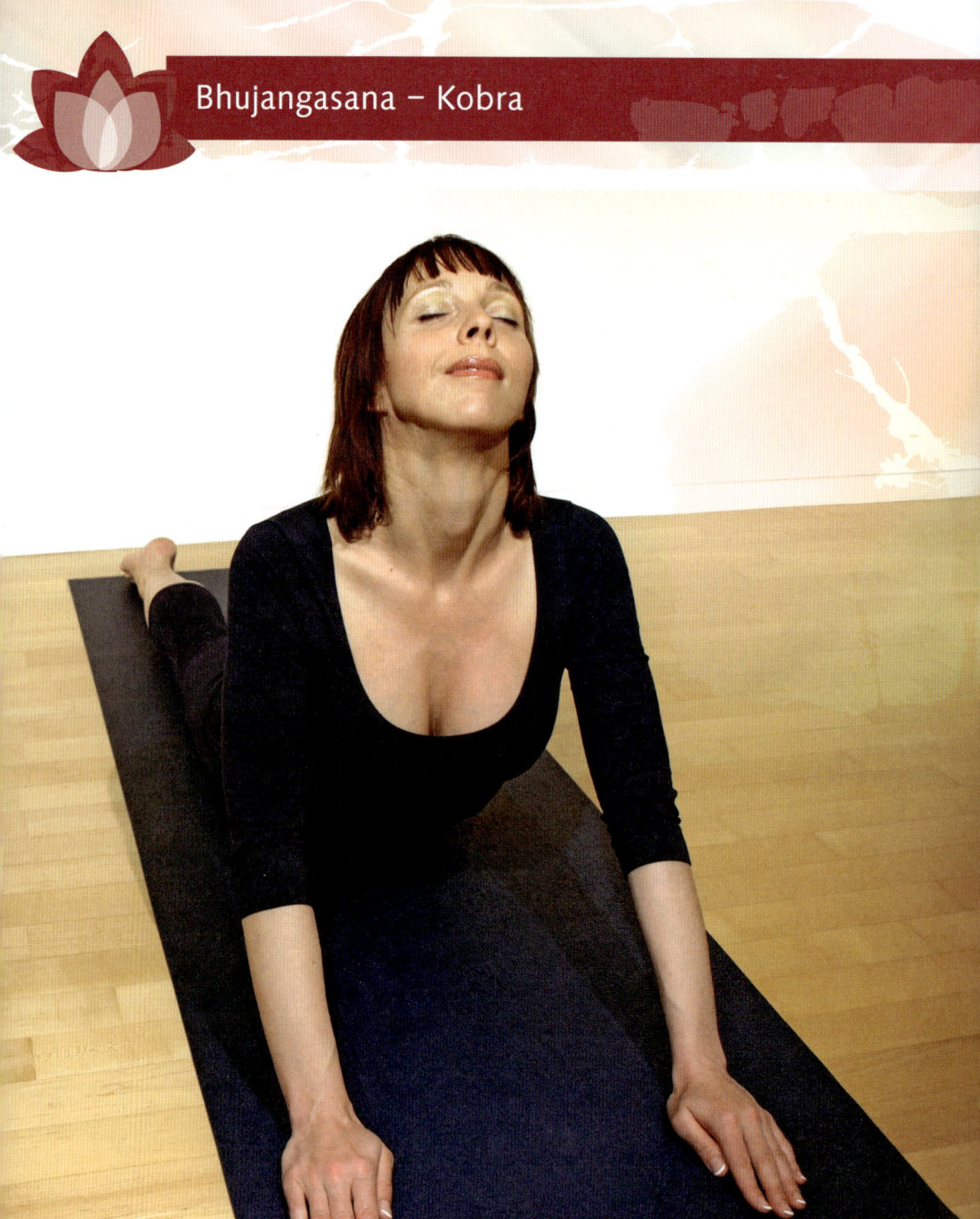

CHAKREN

Durch die starke Rückwärtsdehnung der Wirbelsäule werden alle Chakren begünstigt, vor allem die vom Kreuz- bis zum Nackenzentrum. Der Hauptnutzen liegt in Kreuz- und Herzzentrum.

ÜBUNGSKATEGORIE

Rückwärtsbeugungen fördern das Loslassen, wobei eine persönliche Anstrengung nötig ist, um die Verhaltensweise zu verändern. Die Bauchlage fördert das Loslassen aus einem inneren Impuls heraus.

KÖRPERTEILE

Diese Stellung hilft bei Rückenschmerzen, speziell im Kreuzbereich. Leber und Herz werden gesund erhalten, hoher Blutdruck wird gesenkt.

Schmerzen im Kreuzbereich sind auf die Verurteilung von Charaktereigenschaften zurückzuführen. Die Leber baut dieses geistige Gift ab und nimmt Schaden, wenn zu viel davon produziert wird. Bei hohen Erwartungen steigt der innere Druck, was zu Kreislaufbeschwerden führen kann, vor allem wenn über die belastenden Dinge nicht gesprochen wird (Nacken). Diese Übung gibt die Kraft, sich darüber bewusst zu werden, dass Vorurteile (Kreuzbein) und Erwartungen (Herz) immer ein Resultat der eigenen egoistischen Wünsche und Ansichten sind. Durch Hingabe und Toleranz (Herz) einerseits und offene Kommunikation (Nacken) andererseits werden diese aufgelöst.

Zuviel Pingala entspricht in dieser Beziehung cholerischem Verhalten, übertriebenem Einfordern der eigenen Bedürfnisse verbunden mit Schimpfen über Umstände und andere Menschen. Ida-Überfluss entspricht der Unfähigkeit, seine Bedürfnisse und Prinzipien mit Nachdruck zu verteidigen und seiner inneren Wahrheit aus Angst davor, sein Gegenüber zu verletzen, Ausdruck zu verleihen.

QUALITÄT DES NAMENS

Die Kobra zieht sich bei Geräuschen und Erschütterungen des Bodens sofort zurück, sie verkriecht sich. Wenn das nicht möglich ist, und sie in die Enge getrieben und gereizt wird, stellt sie sich auf, zischt und beißt zu bzw. spuckt ihr Gift. Diese Eigenschaften werden auf den Übenden übertragen. Wahre Toleranz heißt, anderen Raum zu geben, sich zurückzunehmen (Kobra zieht sich zurück). Toleranz ist aber urteilslos. Wird man aufgrund der eigenen Urteile und unerfüllten Erwartungen gereizt, hilft es nicht, die Faust im Sack zu ballen und sich vorzumachen, man sei tolerant, nur um ein fiktives Selbstbild aufrechtzuerhalten. Dieses Verhalten führt zu hohem Blutdruck und ist typisch für einen Pingala-Überfluss. Ebenso ist es falsch, sich ständig zurückzuziehen und anderen Raum zu gewähren, wenn man dabei die eigenen Bedürfnisse unterdrückt und deshalb unzufrieden ist. Dieses gegenteilige Verhalten entspricht dann einem Ida-Überfluss.

Man muss zu seinen eigenen charakterlichen Schwächen stehen (Kobra stellt sich auf) und seine Vorurteile und Erwartungen äußern (Gift versprühen), auch wenn man dabei andere verletzt (Schlangenbiss). Dabei verliert man das Gesicht und schämt sich seiner eigenen Urteile, was dazu führt, dass man wieder auf Augenhöhe mit seinen Mitmenschen ist und sich nicht mehr über sie erhebt. Diese Demut führt zur Erlösung der Urteile und Erwartungen.

* Strömung innerhalb der indischen Philosophie
** Siehe auch: www.wikipedia.org/kundalini für weitere Literaturverweise

SCHRIFTPASSAGEN

Nach der tantrischen Lehre* wohnt in jedem Menschen eine Kraft, die Kundalini (Schlangenkraft) genannt wird. Diese befindet sich ruhend am unteren Ende der Wirbelsäule und wird symbolisch als eine im untersten Chakra schlafend zusammengerollte Schlange (Sanskrit *kundala,* »gerollt, gewunden«) dargestellt. Durch yogische Praktiken kann diese Kraft erweckt werden und steigt dann auf, wobei die transformierenden Hauptenergiezentren oder Chakren durchstoßen werden. Erreicht sie das oberste Chakra, vereinigt sie sich mit der kosmischen Seele und der Mensch erlangt höchstes Glück.**

In der biblischen Geschichte vom Sündenfall steht die Schlange für den Verlangen entwickelnden Verstand des Menschen. Eva entspricht dem Begehren und Adam dem physischen Festhalten und Besitzen. Die Bestrafung dieser drei Akteure für ihr Vergehen zeigt, dass Adam dem physischen Körper entspricht (Arbeit auf dem Acker), Eva dem Emotionalkörper (Schmerz und Anstrengung bei der Geburt) und die Schlange dem Verstand. Wie in der Textpassage beschrieben, muss Letztere sich fortan mit den niederen, irdischen Belangen abgeben. Der Verstand ist mit egoistischen Wünschen und Bedürfnissen konfrontiert, woraus Ängste entstehen. Das entspricht exakt der östlichen Lehre, in der dies durch die im Steißbein zusammengerollte Kundalini beschrieben wird.

*D*a sprach Gott der HERR zu der Schlange: Weil du solches getan hast, seist du verflucht vor allem Vieh und vor allen Tieren auf dem Felde. Auf deinem Bauche sollst du gehen und Erde essen dein Leben lang.

1. Mose 14

Bei Bhujangasana hebt der Übende den Oberkörper und den Kopf vom Boden ab. Damit löst der Yogi den Verstand vom irdischen Verlangen und richtet seine Gedanken wieder dem Göttlichen zu, die Kundalini-Kraft steigt nach oben. Auf dem Weg zur Befreiung, zu mehr Nächstenliebe und Toleranz werden ihm natürlich alle diesbezüglichen Hindernisse des Geistes bewusst, und er muss lernen, diesen Ausdruck zu verleihen, um sie abzuarbeiten. Wer sich aus der Vorstellung heraus zurückhält, dass gute Menschen immer nur lieb sein und andere nicht verletzen dürften, wird auch nie vom Umfeld ein Feedback erhalten, das es ihm ermöglicht, die eigenen Unzulänglichkeiten zu erkennen. Bestimmte Vorstellungen können aber nur durch scharfe Kritik von außen aufgelöst werden. Man schämt sich dann seiner selbst, wird demütig und baut Erwartungen ab. Nur so wird man den Mitmenschen gleich, und nur Gleichheit ermöglicht wahre Nächstenliebe und Toleranz.

Der Erleuchtete befreit sich von allen Vorstellungen und kann sämtliche Rollen ohne Anhaftung einnehmen. Ein Meister kann nicht immer nur lieb zu seinen Schülern sein. Zu ihrem Wohl muss er sie bei Bedarf auch scharf kritisieren, um ihnen ihre Fehler aufzuzeigen.[*]

ZUSAMMENFASSUNG

Toleranz kennt keine Verurteilung. Wenn man also auf bestimmte Menschen gereizt reagiert, dann ist man nicht tolerant. Diese Übung schafft ein Bewusstsein dafür, wo man noch nicht tolerant und rücksichtsvoll ist und sich das noch erarbeiten muss. Entweder man schafft es aus einem inneren Impuls (Bauchlage) heraus, Urteile und Erwartungen loszulassen (Schlange zieht sich zurück), oder man muss sich überwinden, über diese offen zu kommunizieren und zu seinen Schwächen zu stehen (Schlange stellt sich auf und beißt). Damit ist man plötzlich nicht mehr besser als die anderen und kann sich nicht mehr über die vermeintlich unzulänglichen Mitmenschen erhöhen. Urteile und Erwartungen werden erlöst.

* Vgl.: Sri Yukteswar und Yogananda, in: Paramahansa Yogananda: Autobiographie eines Yogi. SRF Verlag

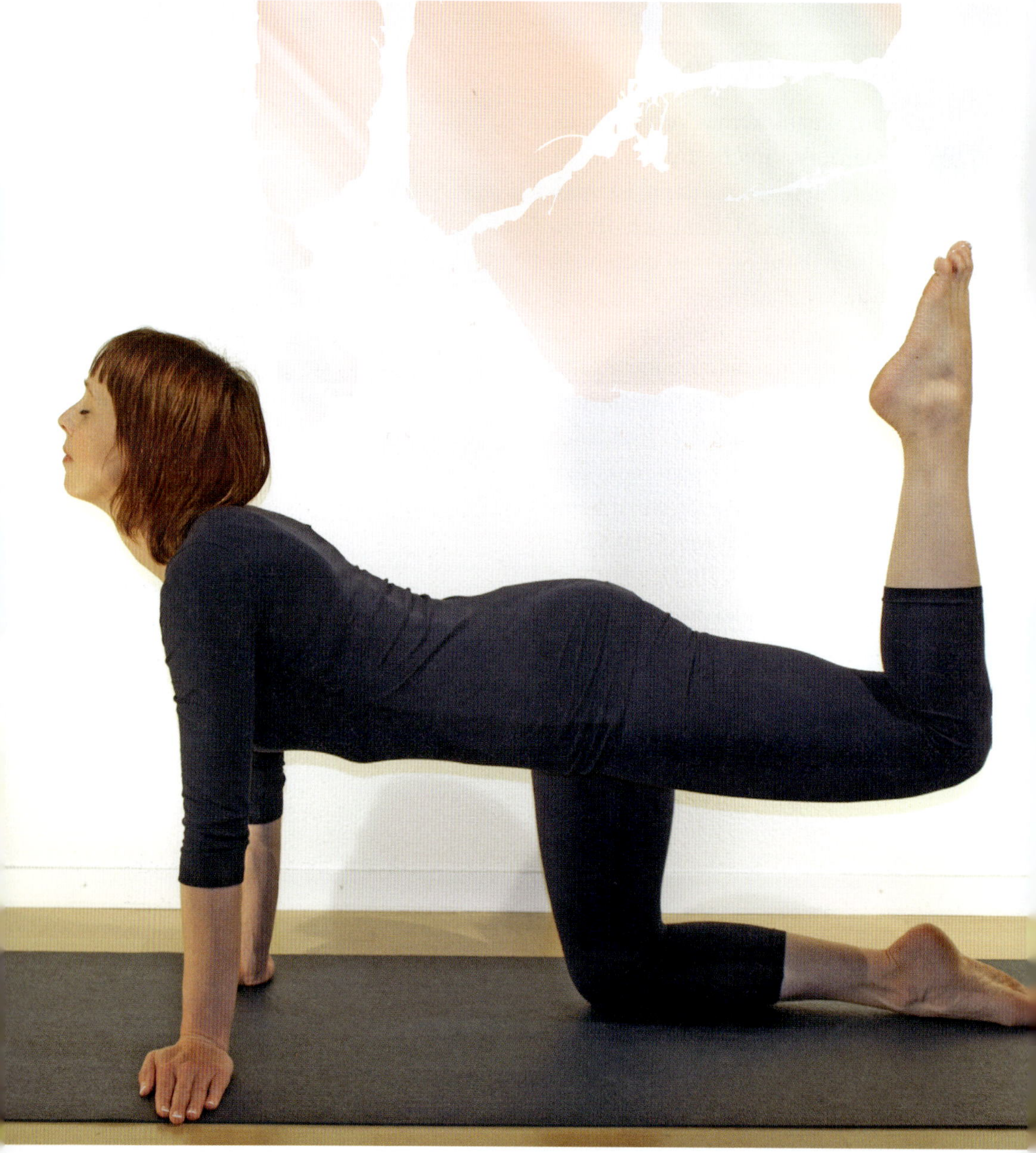

CHAKREN

Die Übung ist positiv vor allem für das Kreuzbein-, aber auch das Steißbeinchakra. In dieser Verbindung geht es um Bedürfnisse (Steißbein) im zwischenmenschlichen Bereich (Kreuzbein).

ÜBUNGSKATEGORIE

Die Katzenstellung beinhaltet sowohl eine Vor- als auch eine Rückwärtsbeugung. Dieses Asana hilft dabei, die Verhaltensweise so zu verändern, dass eine Balance zwischen Loslassen und Verbinden hergestellt werden kann.

KÖRPERTEILE

Betroffen ist vor allem die Hüftregion, die für die Identifikation mit bestimmten Charaktereigenschaften und damit für Zu- und Abneigung steht. Das führt zur Unterscheidung des Umfeldes in angenehme Menschen (diejenigen mit positiven, meist ähnlichen Eigenschaften) und unangenehme (mit negativen Eigenschaften, die man ablehnt).[*] Als Konsequenz macht man sich zur Bestätigung des Selbstbildes und des Selbstwertgefühls von der Zuneigung oder Akzeptanz der für einen angenehmen Menschen abhängig. Das führt dann zu Phänomenen wie Gruppendruck, der sich in vielerlei Hinsicht wie Mode, Musikstil, Sprache, Drogenkonsum etc. äußert.

Bei Ida-Überfluss verhält sich das Individuum aus Angst vor Verlust oder Ablehnung entgegen der eigenen Grundhaltung. Um dazuzugehören, entfernt es sich so immer weiter von sich selbst, wird zunehmend unsicher und ist immer mehr auf die Bestätigung von außen angewiesen: Der Teufelskreis ist perfekt. Ein Übermaß an Pingala äußert sich auf dieser Ebene in Selbstüberschätzung, Ablehnung und in dem Gefühl völliger Autonomie und Autarkie, wobei man denkt, man brauche niemanden und sei völlig unabhängig (Katze macht einen Buckel).

* Siehe auch: »Die Qualität des Namens«, S. 34–36

Marjerasana hilft dabei, diese Tendenzen zu durchbrechen und den Menschen wieder in die Unabhängigkeit zu führen. Diese ist demzufolge nicht eine äußerliche, sondern eine innerliche Qualität. Das Individuum muss lernen, wieder auf seine innere Stimme zu vertrauen.* Die Balance zwischen äußerlicher Abhängigkeit, der jeder Mensch bezüglich Job, Familie, Freundeskreis etc. ausgesetzt ist, und innerlicher Unabhängigkeit – »So, wie ich bin, bin ich in Ordnung« – wird wiederhergestellt.

QUALITÄT DES NAMENS

Die Katze ist das wohl am weitesten verbreitete Haustier. Typische mit ihr assoziierte Werte sind Eigenwilligkeit, Unabhängigkeit und Festigkeit (sieben Leben). Genau diese Werte versucht der Übende auf sich zu übertragen. Die Katze ist als Haustier bezüglich Fressen, Wohnen, Schlafen etc. von ihrem Besitzer abhängig. Dennoch macht sie immer, was sie will. Sie schläft, geht nach draußen oder will hinein, kuschelt, spielt, zeigt die Krallen, macht einen Buckel, faucht, bettelt, stolziert und vieles mehr, je nach Lust und Laune. Dabei kümmert es sie nicht, wie ihr Verhalten beim Umfeld ankommt. Sie ist einfach sie selbst trotz ihrer äußerlichen Abhängigkeit. Die Katze kann man – im Gegensatz zum Hund – aber auch für ein paar Tage sich selbst überlassen. Sie ist ein Überlebenskünstler und kann bei Bedarf für sich selbst sorgen. Der Übende lernt also, ganz er selbst zu sein, auf sich zu vertrauen und je nach Situation die richtige Verhaltensweise zu wählen, die ihm seine innere Stimme (Festigkeit) ohne Angst vor Verlust oder Ablehnung (Unabhängigkeit) eingibt.

* Siehe: Patanjali, Sutra 3; Vgl.: »Einleitung«, S. 9
** Siehe: Patanjali, Sutra 3

Er hat hier kein Ziel, das durch Handeln oder durch Unterlassen des Handelns erreicht werden muss. Unabhängig steht er allen Wesen gegenüber hinsichtlich aller Ziele, die erreicht werden sollen.

Bhagavadgita III,18

Diese Schriftstelle zeigt eindrücklich den Zusammenhang zwischen Bedürfnis (»Ziel«) und Mitmensch (»Wesen«). Weil man an bestimmten Bedürfnissen festhält und glaubt, man sei für ihre Erfüllung auf die Mitmenschen angewiesen, macht man sich abhängig. Unabhängigkeit ist immer auch mit Verzicht verbunden. Diesen unterstützt die Stellung, indem die Füße nach oben gehoben werden und die Hände den Boden berühren. Der Übende ist in sich gekehrt und schweigsam, was durch die Position des Kopfes im Nacken gefördert wird, oder er drückt sich klar aus, was durch die Katzenbuckelposition unterstützt wird, in welcher der Kopf auf die Brust gepresst wird.

ZUSAMMENFASSUNG

Um den Zustand des Yoga zu verwirklichen, muss sich der Mensch wieder mit seiner Wesensidentität verbinden,** auf sich selbst vertrauen lernen. Dazu müssen Wünsche und Bedürfnisse speziell im zwischenmenschlichen Bereich losgelassen bzw. deren Erfüllung dem Schöpfer/dem Schicksal übergeben werden. Der Yogi steht seinen Mitmenschen in sich gefestigt und selbstsicher gegenüber und macht sich zur Erfüllung seiner Bedürfnisse nicht von seinem Umfeld abhängig.

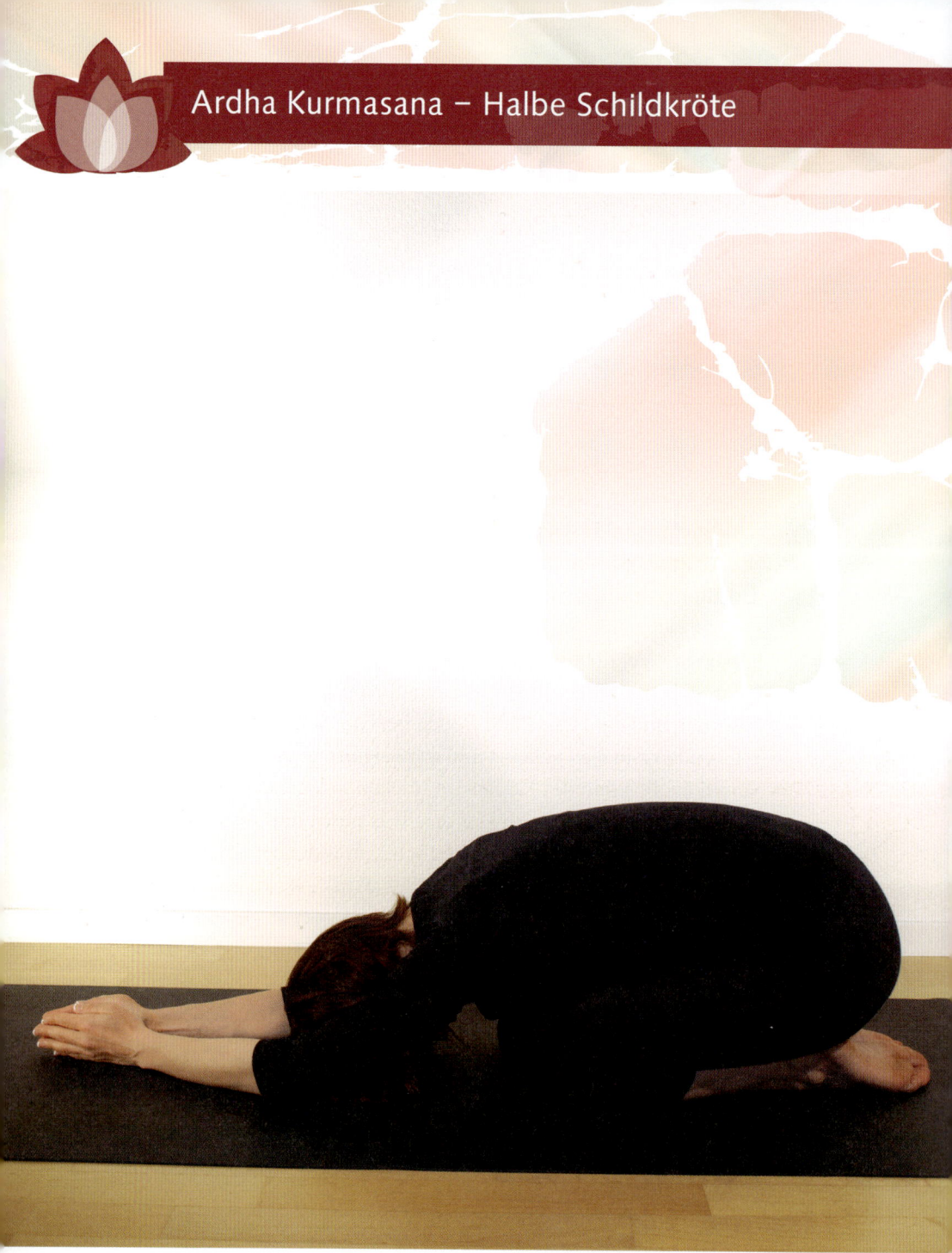

CHAKREN

Die halbe Schildkrötenstellung betrifft die ganze Wirbelsäule. Speziell Nabel-zentrum und Drittes Auge werden aktiviert. Das bedeutet, dass bei dieser Übung Vorstellungen über Richtig und Falsch abgebaut werden (Nabelzentrum), um neue Einsichten (Drittes Auge) in der Auseinandersetzung mit den bestehenden Lebensumständen zu ermöglichen. Dazu berührt das Dritte Auge den Boden.

ÜBUNGSKATEGORIE

Ardha Kurmasana entspricht der Asana-Kategorie und wird im Fersensitz aus-geführt und mit einer Vorwärtsbeugung kombiniert: Es geht darum, innerhalb der bestehenden Umstände des Alltags eine neue Verhaltensweise zu erarbeiten.

KÖRPERTEILE

Bei dieser Übung werden Bauch, Verdauungstrakt und ganz speziell die Leber begünstigt. Wie die Angaben unter den Yoga-Code-Bausteinen zeigen, steht der Bauch für den Verstand bzw. die Urteilskraft, während die Leber als Entgif-tungsorgan für die mentale Hygiene zuständig ist und gedankliches Gift, also stereotype Vorstellungen, Urteile und Wertungen abbaut.* Die Ohren werden bei dieser Übung von den Oberarmen verdeckt. Der Übende horcht nach innen. Diese Übung hilft, Verstand und Sinne zur Selbstanalyse nach innen zu richten, die Ursache für Wertungen und nach außen projizierte Schuldzuweisungen im eigenen Wesen zu suchen, die entsprechenden mentalen Strukturen aufzubre-chen und damit neue Einsichten zu ermöglichen.

Ein Überfluss an Pingala-Energie zeigt sich auf dieser Ebene als übertriebene Schuldzuweisung nach außen, verbunden mit Wut und Aggression. Die Mitmen-schen werden generell als unzulänglich erfahren und verurteilt. Ein Übermaß an Ida hingegen resultiert in einem totalen Rückzug in sich selbst, dem Gefühl der ei-genen Unzulänglichkeit und Selbstmitleid bis hin zur »Selbstzerfleischung«. Beide Fälle zeichnen sich durch ein Defizit an Bereitschaft zur Selbstveränderung aus.

* Siehe: »Die Körperteile«, S. 28–31. Fixe gedankliche Strukturen führen zu Wert-ungen in Bezug auf Lebensumstände/Situationen und Mitmenschen.

QUALITÄT DES NAMENS

Die Schildkröte zeichnet sich vor allem durch ihren Panzer aus. Dieser Schild steht symbolisch für den Schutz vor Urteilen. Wenn ihr Gefahr von außen droht, zieht sie sich darin zurück. Nimmt der Yogi in seinem Umfeld eine vermeintliche Gefahr war, zieht er sich sofort in sich selbst zurück und analysiert, warum er mit der bestehenden Situation ein Problem hat, warum er diese als Bedrohung wahrnimmt. Damit verhindert er Schuldprojektionen und Urteile nach außen und schützt sich vor gedanklichem Gift.

SCHRIFTPASSAGEN

Wer die Sinne von den Gegenständen der Sinne zurückzieht, so wie die Schildkröte ihre Glieder in ihren Panzer einzieht, dessen Einsicht ruht auf starkem Fundament in der Weisheit.

Bhagavadgita II,58

Urteilt nicht ...

Matthäus 7,1

Einsicht und damit Weisheit entstehen immer durch die Auseinandersetzung oder Reibung mit dem Umfeld. Geschieht das ohne Urteile, Ablehnung und Schuldzuweisung, ist der Lerneffekt am größten. Der Mensch bleibt mental und körperlich gesund. Besteht eine Störung im Bezug zum Umfeld, muss die Ursache dafür im Inneren, in den eigenen Gedankenstrukturen und Vorstellungen gesucht werden. Dazu muss sich der Übende zurückziehen, seinen Verstand nach innen richten.

ZUSAMMENFASSUNG

Urteile und Schuldzuweisungen verunreinigen den Menschen auf mentaler und körperlicher Ebene.* Der Verstand ist in der Regel darauf ausgerichtet, die Fehler der anderen zu analysieren und zu bewerten. Diese Übung kehrt dieses Verhaltensmuster um. Wird im Umfeld eine Störung wahrgenommen, benutzt der Yogi sofort seinen Verstand, um die Ursache derselben in seinen eigenen Vorstellungen zu suchen und diese aufzulösen. Dadurch vermeidet er Wertungen und gewinnt an Verständnis und Weisheit.

---

* Vgl.: Bibelpassage: »Nicht was in den Menschen hineingeht, sondern was aus ihm herauskommt macht ihn unrein.« (Markus 7,15)

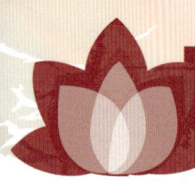
92

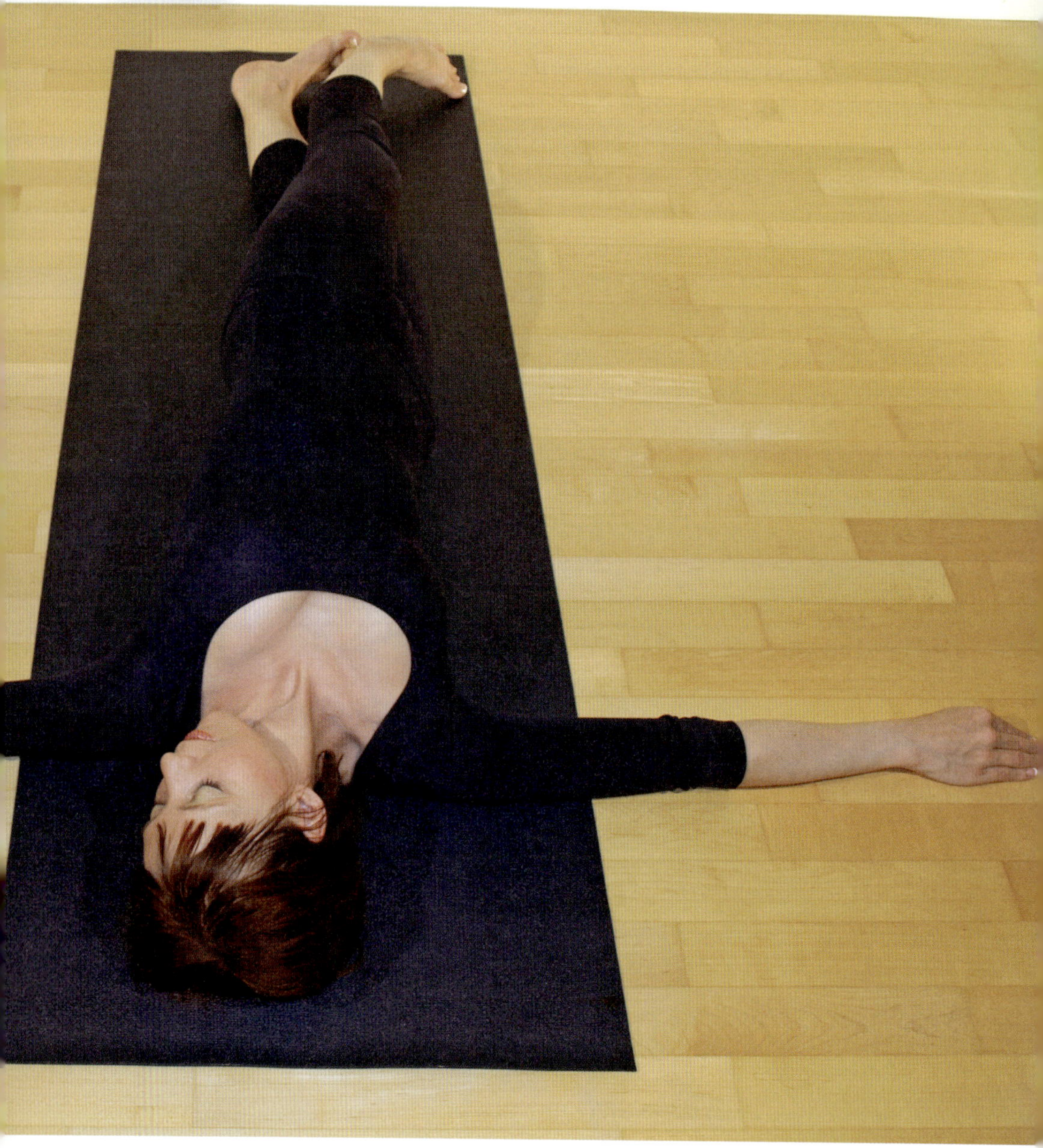

CHAKREN

Die Torsion der gesamten Wirbelsäule begünstigt alle Chakren, was Flexibilität im Umgang mit allen äußeren Umständen des Lebens bewirkt. Der Fokus liegt auf der Hüfte (Kreuzbeinchakra) und dem Nackenzentrum. Daher geht es bei dieser Übung insbesondere um Urteile in Bezug auf die Charaktereigenschaften der Mitmenschen und um den Eigenwillen. Um alle Menschen so akzeptieren zu können wie sie sind, muss mehr Flexibilität entwickelt und der Eigenwille abgebaut werden.

ÜBUNGSKATEGORIE

Asanas mit Drehbewegungen helfen dem Übenden, mehr Flexibilität bei den täglichen Bewegungen zu entwickeln, was eine neue Sichtweise ermöglicht. Im Zusammenhang mit der Rückenlage muss diese Eigenschaft erarbeitet werden, indem die alte Sichtweise losgelassen wird. Der Impuls entsteht durch die Auseinandersetzung mit der Außenwelt.

KÖRPERTEILE

Durch diese Stellung werden vor allem die Nieren günstig beeinflusst. Durch deren Reinigung werden (Vor-)Urteile und Identifikationsmuster bezüglich Charaktereigenschaften abgebaut.

QUALITÄT DES NAMENS

Das Krokodil schwimmt im Wasser, nur die Augen sind sichtbar. Es beobachtet sein Umfeld ganz genau. Erregt eine Bewegung seine Aufmerksamkeit, schwimmt es sofort darauf zu, beißt sich fest und dreht sich mit der Beute im Wasser, bis diese erschöpft ertrinkt. Danach kann sich das Krokodil die Beute in Ruhe einverleiben.

Für den Übenden werden daher folgende Qualitäten erarbeitet: Das Umfeld wird immer aufmerksam beobachtet. Erregt etwas die Aufmerksamkeit, d. h., entsteht aus irgendeinem Grund eine Spannung, Dissonanz oder Störung mit dem Umfeld, weicht man nicht aus, sondern geht geradewegs darauf zu und konfrontiert sich mit der Situation, beißt die Zähne zusammen und setzt sich so lange damit auseinander, bis Verständnis und Toleranz entstehen. Erst wenn man die vorher störende Charaktereigenschaft bei sich entdeckt (sie sich einverleibt hat), entsteht wahres Verständnis für die Mitmenschen.

SCHRIFTPASSAGEN

Was siehst du den Splitter im Auge deines Bruders, den Balken in deinem Auge aber nimmst du nicht wahr? Oder wie kannst du zu deinem Bruder sagen: Lass mich den Splitter aus deinem Auge herausziehen, und dabei ist in deinem Auge der Balken? Du Heuchler! Zieh zuerst den Balken aus deinem Auge. Dann wirst du klar genug sehen, um den Splitter aus dem Auge deines Bruders herauszuziehen.

Matthäus 7,3–5

Die Passage macht klar, dass man meist die Fehler der Mitmenschen erkennt, die eigenen aber nicht. Deutlich wird auch, dass die am Mitmenschen kritisierten Eigenschaften diejenigen sind, die man selbst im größeren Maße besitzt, aber nicht wahrnimmt, also verdrängt. Interessanterweise lehnt man oft gerade die Charaktereigenschaften bei Mitmenschen ab, die man selbst für die Lösung von Problemen gebrauchen könnte.[*] Makarasana gibt dem Übenden die Kraft, sich so lange mit den an Mitmenschen kritisierten Eigenschaften auseinanderzusetzen, bis er diese bei sich erkennen und annehmen kann.

ZUSAMMENFASSUNG

Normalerweise weicht man unlieb-
samen Menschen und Situationen
aus. Der Yogi hingegen geht geradewegs auf alles zu, das bei ihm noch
eine Spannung auslöst. Er beißt sich
fest und dreht sich so lange in der Situation, bis er die bislang abgelehnte
Charaktereigenschaft bei sich gefunden und angenommen hat. Erst dadurch entstehen wahres Verständnis
und Toleranz.

* Siehe dazu: Beispiel unter »Die Qualität des Namens«, S. 34–36

Noukasana – Boot (Rückenlage)

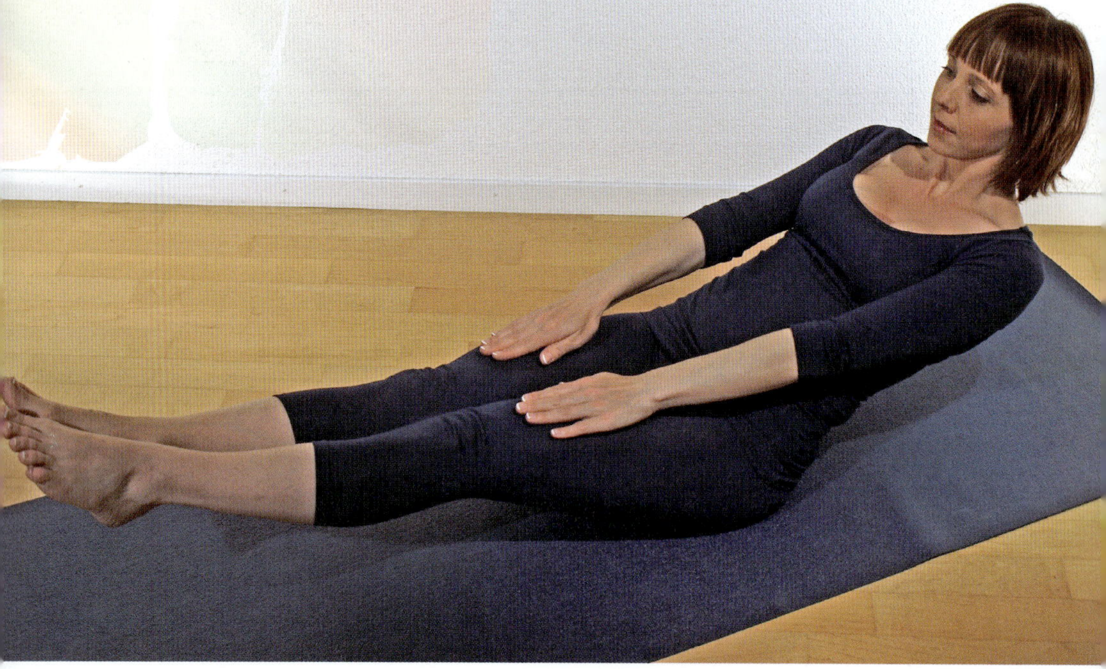

CHAKREN

Bei dieser Stellung wird speziell das Nabelchakra aktiviert. Bei einem Überfluss an Pingala liegen die Herausforderungen in diesem Bereich darin, eigene Entscheidungen zu fällen und diejenigen des Umfeldes zu akzeptieren, Anweisungen zu geben und anzunehmen; Wissen kann dazu benutzt werden, um sich über andere zu erheben. Als Tugenden sind Dankbarkeit und Demut in diesem Bereich verankert, das Wissen darum, wie viel man den Mitmenschen verdankt, die einen immer wieder zu Höchstleistungen motivieren und anspornen. Ein Überfluss an Pingala-Kraft führt hier zu Überheblichkeit, Besserwisserei und zu Wut und Aggression, wenn die Dinge nicht so laufen, wie man es gerne hätte. Eine Ida-Konstitution äußert sich in der Unfähigkeit, Entscheidungen zu treffen, in Resignation und Trauer und einem schwachen Selbstwertgefühl.

ÜBUNGSKATEGORIE

Diese Stellung ist eine Kombination aus Rückenlage und Sitzübung. Es geht daher darum, bestimmte Dinge loszulassen, wobei der Impuls von außen kommt. Die Sitzlage zeigt an, dass es dabei nicht darum geht, die äußeren Bewegungen zu verändern, sondern die innere Einstellung. Weil bei dieser Bewegung vor allem der Nabelbereich betroffen ist, müssen verkrustete Vorstellungen von Richtig und Falsch losgelassen werden, um bei den bestehenden Lebensumständen neue Erkenntnisse über sich selbst zu ermöglichen.

KÖRPERTEILE

Diese Stellung fördert vor allem die Verdauungsorgane, die Leber und die Bauchmuskulatur. Die Beine werden vom Boden weggehoben, der Blick ist auf die Zehen gerichtet. Die Beine stehen für die Lebensumstände und täglichen Bewegungen. Meistens bewegt man sich im Alltag in gewohnten Mustern. Diese Routine betrifft sowohl Bewegungs- als auch Arbeits- und Denkabläufe. Passiert irgendetwas, was diese Gewohnheiten stört, entstehen Unsicherheit und Unzufriedenheit. Sofort lehnt man die Vorgaben des Umfeldes sowie die Menschen, die für die entsprechenden Entscheidungen verantwortlich zeichnen, ab. Dies wiederum ist gedankliches Gift, das die Leber belastet. Die ständigen Zweifel an den Entscheidungen des Umfeldes führen zu Verdauungsproblemen und schwacher Bauchmuskulatur. Letztendlich sind die Zweifel auch dafür verantwortlich, dass man selbst keine Entscheidungen mehr treffen kann. Durch das Zusammenziehen der Bauchmuskulatur wird der Verstand zur Selbstanalyse nach innen gerichtet. Die Augen sind auf die Füße und damit auf die Bedürfnisse und Wünsche gerichtet. Das bedeutet, dass man seine wahren Bedürfnisse besser wahrnehmen muss. Sie werden oft durch die tägliche Routine überdeckt. Alle diese Faktoren[*] müssen in ein Gleichgewicht gebracht werden, damit die Verbindung zum Selbst wiederhergestellt werden kann. Hört man auf seine innere Stimme, sind Entscheidungen kein Problem.[**]

QUALITÄT DES NAMENS

Boote dienen immer wieder als Metapher, meist in Bezug auf das Leben. Das Boot trägt den Menschen auf seiner irdischen Reise durch die Zeit. Es muss auch bei stürmischen Verhältnissen immer im Gleichgewicht bleiben. Wenn es kippt, geht es unter. Überleben ist also immer vom Gleichgewicht abhängig und ebenfalls von der Fähigkeit, auch bei widrigen Verhältnissen nicht die Orientierung zu verlieren. Im Übrigen beklagt ein guter Kapitän weder die Wetterlage noch will er der See seinen Willen aufzwingen.[***] Stattdessen wird er optimal auf die Verhältnisse eingehen und das Boot entsprechend navigieren. Nur wenn er aus den gegebenen Umständen das Beste herausholt, kann er sein Boot sicher zum Ufer bringen.

---

[*] Denken (Kopf), Fühlen (Oberkörper) und Handeln (Unterkörper, Hände)

[**] Das Wort »Entscheidung« trägt diese Bedeutung in sich: Wenn man das Umfeld von sich selbst abscheidet bzw. sich vom Umfeld abschottet, resultiert Unzufriedenheit. Wenn man aber erkennt, dass das Leben immer das Beste für einen will, fällt diese Unterscheidung weg, man entscheidet.

[***] Ahabs diesbezügliche Versuche in »Moby Dick« haben zu seinem Untergang geführt.

SCHRIFTPASSAGEN

*Und siehe, da erhob sich ein gewaltiger Sturm
auf dem See, sodass auch das Boot von Wellen
zugedeckt wurde. Er aber schlief. Und sie traten
zu ihm, weckten ihn auf und sprachen: Herr,
hilf, wir kommen um! Da sagt er zu ihnen: Ihr
Kleingläubigen, warum seid ihr so furchtsam?
Und stand auf und bedrohte den Wind und das
Meer. Da wurde es ganz stille.*

Matthäus 8,24–25

Wenn die Umstände nicht mit den
Erwartungen übereinstimmen, entstehen
mentale Spannungen, Wut, Aggression,
Zweifel und Urteile. Das entspricht dem
»Sturm auf dem See«. Vertraut man aber
auf das Selbst und ist nicht kleingläubig,
legt sich dieser Sturm sofort wieder
bzw. entsteht erst gar nicht.

Wärst Du auch ein größerer Sünder als alle anderen, sollst Du doch im Boot der Erkenntnis über alle Verworfenheit des Übels hinweg getragen werden.

Bhagavadgita IV,36

Die »Verworfenheit des Übels« entspricht wiederum dem mentalen Sturm, der aus der Ablehnung der äußeren Umstände resultiert. Durch »Erkenntnis«, dadurch, dass der Verstand zur Selbstanalyse nach innen gerichtet wird, entstehen das nötige Vertrauen und die Gewissheit, dass alles immer zum eigenen Besten geschieht.

ZUSAMMENFASSUNG

Werden die mentalen Strukturen zu stark und verkrusten sie, äußert sich das in den Bewegungsgewohnheiten im Alltag. Störungen im Ablauf werden dann als unangenehm und falsch wahrgenommen. Anstatt sie dankbar als Möglichkeit anzunehmen, diese Verkrustungen zu lösen, verurteilt man die Störungen und regt sich über sie auf. Das führt zu einem Ungleichgewicht im eigenen Leben. Je mehr man sich über die vermeintlich unangebrachten Entscheidungen des Umfeldes aufregt und sie ablehnt, desto weniger ist man selbst in der Lage, wichtige Entscheidungen zu fällen. Noukasana lehrt, dass man sich mit allen Gegebenheiten des Umfeldes auseinandersetzen und sie als Hilfe zur Selbstanalyse benutzen soll. Durch die so gewonnene Erkenntnis werden mentale Verkrustungen aufgebrochen und die eigenen wahren Bedürfnisse wieder verstärkt wahrgenommen. Das fördert die Entscheidungskraft, und das Boot des Lebens kommt wieder besser voran.

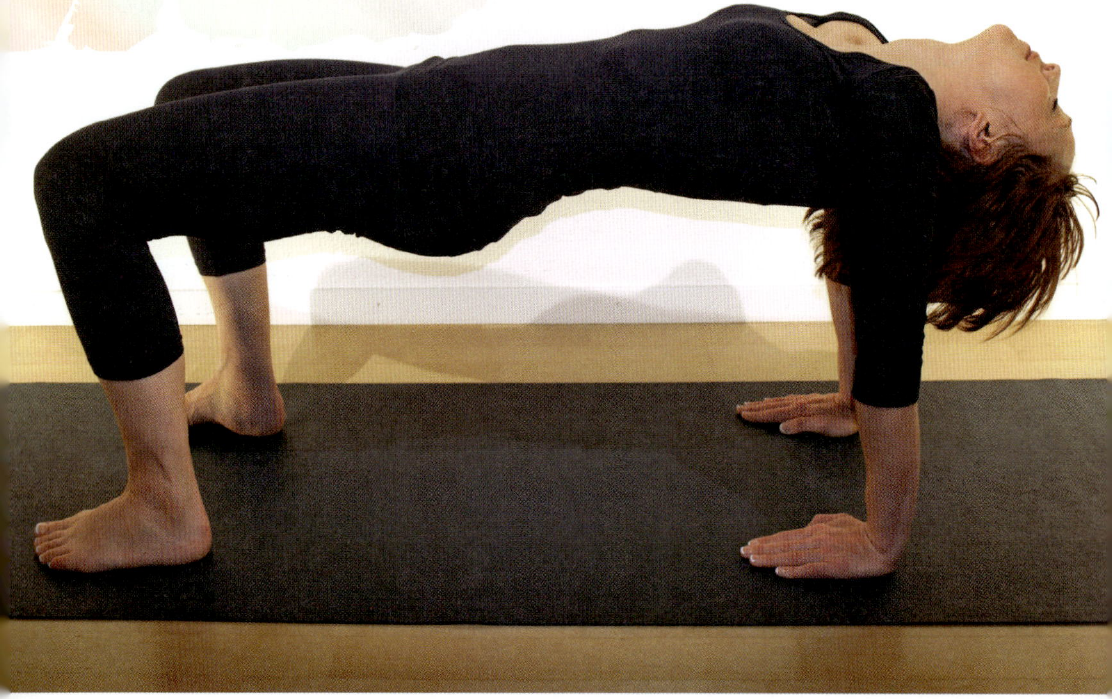

CHAKREN

Durch diese Stellung werden insbesondere Kreuzbein-, Herz- und Nacken-chakra positiv beeinflusst. Die Wirkung der Übung liegt in diesen Bereichen. Der Eigenwille (Nacken) bewirkt eine Anhaftung an der eigenen Handlungswei-se, was wiederum die Erwartung an die Mitmenschen erzeugt, dass diese sich gleich und damit »richtig« verhalten sollen (Herz). Tun sie es nicht, resultiert ei-ne Verurteilung aufgrund vermeintlich unzulänglicher Charaktereigenschaften (Kreuzbein). Diese Verknüpfung wird durch Moha Setubandhasana aufgelöst. Der Übende begegnet seinen Mitmenschen auf Augenhöhe und öffnet ihnen sein Herz.

Ein Überfluss an Ida führt auf dieser Ebene zu übermäßiger Hingabe, was allgemein mit Hörigkeit bezeichnet wird. Pingala-Überfluss führt zu Bindungs-unfähigkeit aufgrund übermäßiger Erwartungen.

ÜBUNGSKATEGORIE

Die Rückenlage bedeutet eine Loslösung durch einen Impuls von außen. Sit-zende Übungen beziehen sich auf das momentane Umfeld. Rückwärtsbeugun-gen bewirken eine Loslösung durch eigene Kraftanstrengung. Moha Setuband-hasana kombiniert diese drei Formen. Im Austausch mit seinem jetzigen Umfeld (Asana) erkennt der Übende, wo er Erwartungen an seine Mitmenschen stellt. Er strengt sich an, diese abzubauen und Brücken zu seinem Umfeld aufzubauen. Dadurch befreit er sich von einengenden Erwartungen und öffnet sein Herz für alle Menschen.

KÖRPERTEILE

In der Regel glaubt man, dass erzielte Resultate aufgrund einer richtigen Handlungsweise erarbeitet wurden und man diese daher verdient. Bei dieser Übung sind die Arme verdreht und die Handflächen berühren den Boden, die Fingerspitzen zeigen zu den Füßen. Dies bedeutet, dass die Verknüpfung zwischen richtiger Handlungsweise (Nacken, Schultern) und dem Resultat der Bewegung (Hände) aufgelöst wird. Dadurch können diesbezügliche Erwartungen (Herz) an das Umfeld reduziert, Verurteilungen (Nieren/Hüfte) verhindert und hoher Blutdruck gesenkt werden.

QUALITÄT DES NAMENS

Brücken zu den Mitmenschen können nur dann aufgebaut werden, wenn man ihnen auf Augenhöhe begegnet, ohne Vorurteile und Erwartungen.

SCHRIFTPASSAGEN

Liebe deinen Nächsten wie dich selbst!
Matthäus 22,39

Stellt man sich über seine Mitmenschen, ist wahre Liebe unmöglich. Wird zwischen richtigem und falschem Handeln unterschieden, ist bereits eine Hierarchie vorhanden, die ein Verhältnis auf gleicher Augenhöhe verhindert. Man erachtet sich als besser (Pingala-Überfluss) oder erhebt andere über sich (Ida-Überfluss). Liebe darf nie an Bedingungen geknüpft sein. Deshalb müssen alle Erwartungen an den Nächsten aufgelöst werden.

ZUSAMMENFASSUNG

Wahre Toleranz muss unbedingt frei von jeglicher Besserwisserei sein. Handlungsweisen der Mitmenschen, die nicht den eigenen Vorstellungen entsprechen, werden oft als unzulänglich gewertet (Ausgangslage). Um Toleranz zu üben, muss sich der Übende seiner Erwartungen bewusst werden und sich anstrengen, seine Mitmenschen nicht anhand der eigenen Konzepte von richtigem Handeln zu beurteilen. Er folgt dem Ideal der Toleranz, fühlt aber immer noch eine Spannung in Bezug auf Menschen, die sich nicht nach seinen Vorstellungen bewegen (Übungsphase). Durch seine Anstrengungen kann der Yogi sich von diesen Konzepten befreien. Er bewertet nun sein Umfeld nicht mehr nach richtig und falsch und hat keinerlei Erwartungen mehr bezüglich der Handlungsweise seiner Mitmenschen. Wenn nichts in seinem Umfeld mehr eine Spur in seinem Herzen hinterlässt, also nichts als falsch beurteilt wird, entstehen wahre Toleranz und Nächstenliebe (Erlösung).

Ardha Matsyendrasana – Halber Drehsitz

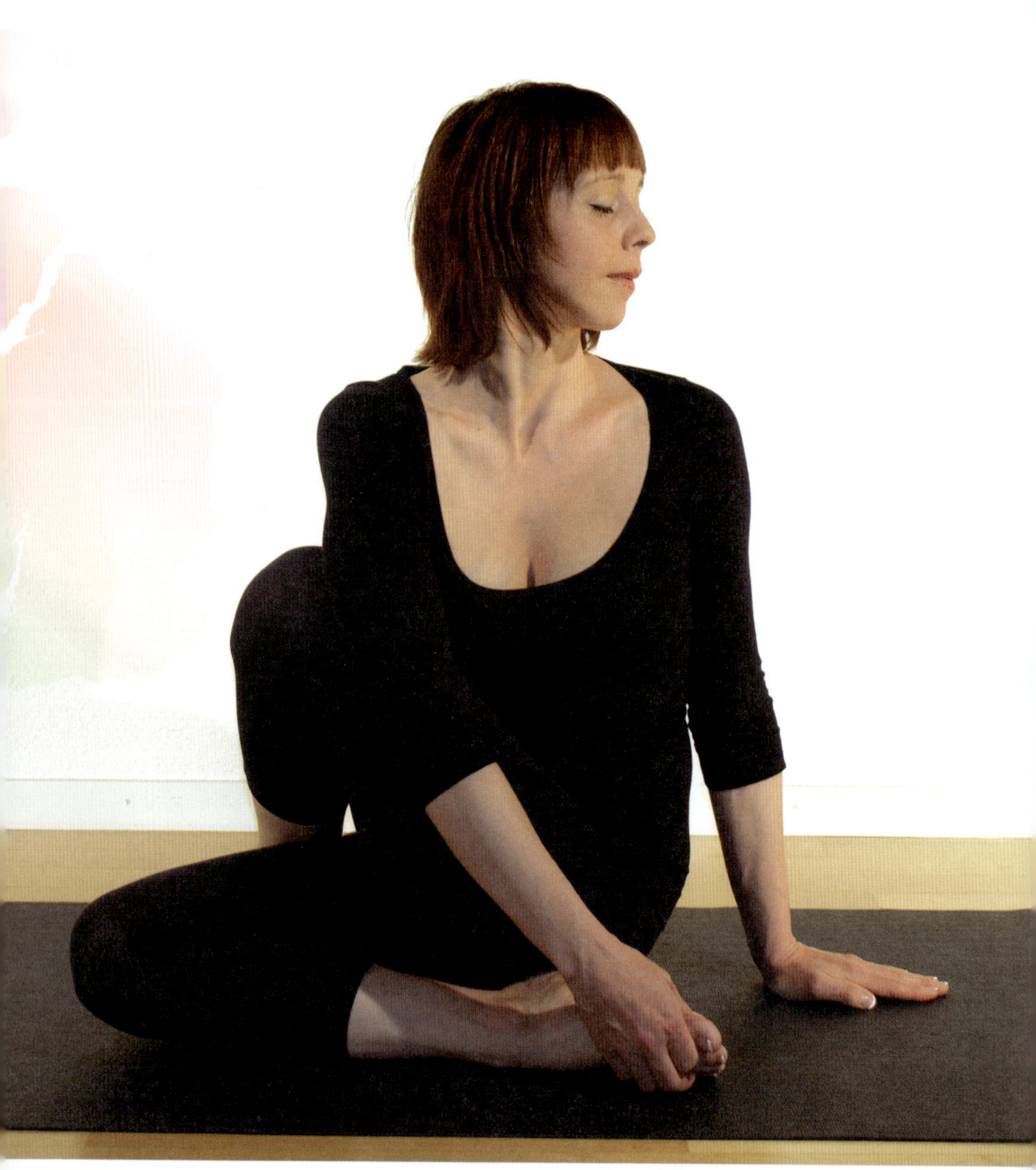

CHAKREN

Diese Übung wirkt sich auf die gesamte Wirbelsäule aus und ist harmonisierend für alle Chakren. Ida- und Pingala-Kraft werden vollständig ausgeglichen, d. h., alle verdrängten und unbewussten Energien steigen ins Bewusstsein auf und können verarbeitet (verdaut) werden. So kann Sushumna Nadi aktiv werden, was das Aufsteigen der Kundalini-Kraft ermöglicht. Das Resultat ist eine verstärkte Intuition und Weisheit. Speziell das Nabelchakra wird gefördert, was eine Aktivierung des höheren Verstandes bewirkt (geistiges Verdauen).

ÜBUNGSKATEGORIE

Der Halbe Drehsitz ist, wie der Name schon sagt, eine Sitzübung mit Drehbewegung. Sie hilft, den momentan herrschenden Lebensumständen mit mehr Flexibilität und Toleranz zu begegnen.

KÖRPERTEILE

Die Wirbelsäule wird verdreht und dadurch beweglich erhalten. Die Aufrechthaltung der Wirbelsäule wird begünstigt und Verformungen derselben entgegengewirkt. Das bedeutet, dass diese Übung die Lebenskraft erhöht, indem sie die geistige Flexibilität verstärkt und dadurch die Lebenskraft effizient auf die mentale Bewältigung von Alltagssituationen ausrichtet. Unterbewusstes wird in Bewusstes umgewandelt. Durch die erhöhte Intuitionskraft kann der Übende wichtige Entscheidungen selbstbewusst fällen und muss sich daher nicht »verbiegen«, um den Erwartungen des Umfeldes gerecht zu werden. Die rechte Hand berührt den linken Fuß, die linke Hand den anderen.[*] So werden Ida und Pingala verbunden, und alles, was den harmonischen Fluss von Sushumna stört, gelangt ins Bewusstsein und kann dann verarbeitet werden. Wenn die Hände die Füße berühren, wird dem Übenden klar, dass seine Probleme immer nur aus der egoistischen Anhaftung an die Früchte der Arbeit resultieren. Indem der Blick nach hinten gerichtet wird, entwickelt sich diesbezüglich eine neue Sichtweise, und

_____
[*] Falls dies nicht möglich ist, wird eine Hand auf dem Boden abgestützt.

man kann dem Alltag mit mehr Gelassenheit begegnen. Wünsche und Bedürfnisse (Füße) sind dazu da, den Menschen in Bewegung und in Begegnungen zu führen. Das Resultat daraus soll aber nicht materielle oder zwischenmenschliche Anhaftung sein, sondern spirituelles Wachstum, das aus der Interaktion mit dem Umfeld resultiert.

QUALITÄT DES NAMENS

Die Stellung ist nach dem großen Yogi Matsyendra benannt, der im ersten Jahrtausend nach Christus lebte.* Auf den Zusammenhang zwischen Namen und Stellung wird folgend unter »Schriftpassagen« weiter eingegangen.

SCHRIFTPASSAGEN

Eine verbreitete Sage berichtet, wie Shiva seine Frau Parvati am Meeresstrand auf der Insel Candradvipa in die Lehre des Yoga einführte. Der Fischer Matsyendra verwandelte sich in einen großen Fisch und hörte dem Lehrgespräch aufmerksam zu.** Nach geraumer Zeit nickte Parvati ein und Shiva fragte: »Schläfst du?« Da antwortete Matsyendra, begierig auf den Lehrstoff: »Nein, ich bin wach!« Shiva bemerkte nun den großen Fisch und erkannte in ihm Matsyendra. Erfreut über die Schlauheit und Aufmerksamkeit entschloss er sich, seine Lehre anstelle der Parvati nun dem Matsyendra vollständig mitzuteilen. Er verlieh Matsyendra Menschengestalt und weihte ihn innerhalb von zwölf Jahren in die Lehre ein.

Shiva verkörpert in dieser Geschichte das kosmische Bewusstsein, die Intuition und das höhere Selbst (Paramatma). Demgegenüber steht Parvati als göttliche Schöpfung, irdische Inkarnation der Seele und individuelles Bewusstsein (Atma).

Der Fisch steht für das Unterbewusstsein, er lebt unter Wasser.

Dadurch erschließt sich der Zusammenhang mit der Übung. Das Bewusstsein des Menschen ist in der Schöpfung gefangen und befindet sich im Dämmerzustand. Der größte Anteil ist Unterbewusstsein. Durch den Ausgleich von Ida und Pingala wird Sushumna Nadi geöffnet. Gordische Knoten*** und Problemstellungen werden aufgelöst, was das Aufsteigen von intuitiver Weisheit ermöglicht. Das schlafende Bewusstsein erwacht und vereint sich mit dem Überbewusstsein. Die intuitive Erfahrung göttlicher Weisheit ist jederzeit für alle möglich, weil das der natürlichen Veranlagung des Menschen entspricht. Ardha Matsyendrasana fördert dies und hilft dem Übenden so, seinen Alltag besser zu bewältigen und mehr Toleranz und Verständnis für alles zu entwickeln.

ZUSAMMENFASSUNG

Ardha Matsyendrasana zeigt dem Übenden auf, wo er noch zu sehr mit der äußeren Welt verstrickt ist und daran anhaftet. Durch die Verbindung von Ida und Pingala werden Probleme im Austausch mit dem Umfeld voll ins Bewusstsein geführt. Die Aktivierung von Sushumna Nadi ermöglicht das Aufsteigen von intuitiver Weisheit. Das wiederum ermöglicht dem Übenden, geistig zu wachsen und die Ursachen für seine Probleme in den eigenen egoistischen Anhaftungen zu erkennen und diese aufzulösen. Dadurch entstehen Gelassenheit, Flexibilität und Toleranz.

* Matsyendra ist vermutlich eine rein mythische Figur. Als historische Person wird er unterschiedlich datiert.
** Andere Versionen berichten, dass Matsyendra die Inkarnation eines Rishis war, der als Fisch wieder auf die Erde kam, um die Lehre von Shiva zu erlauschen.
*** Die Übung sieht auch aus wie ein Knoten.

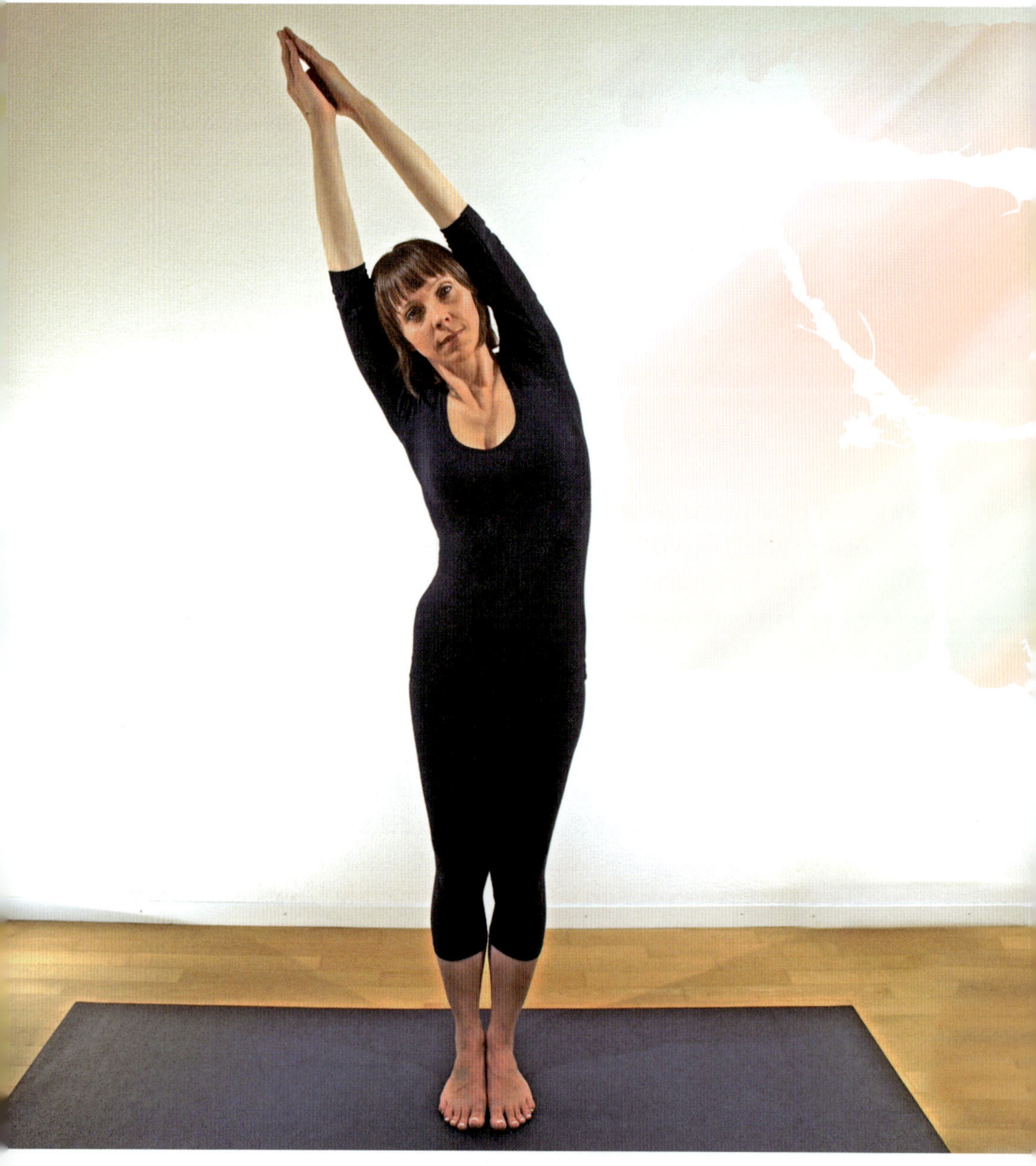

CHAKREN

Diese Stellung begünstigt vor allem das Kreuzbeinchakra und das Herzzentrum. Es geht um Urteile bezüglich der Mitmenschen und um die Anhaftung an Charaktereigenschaften. Die Stellung hilft, Erwartungen abzubauen und unbeschwert und glücklich zu sein.

ÜBUNGSKATEGORIE

Yoga-Stellungen mit seitlicher Dehnung verändern vor allem die emotionale Einstellung zu einer Thematik.

KÖRPERTEILE

Ardha Chandrasana begünstigt vor allem Taille, Nieren und Nebennieren und bewirkt eine Dehnung des Thorax. Durch die Identifikation mit einer Auswahl an individuellen Charaktereigenschaften resultiert automatisch die Ausgrenzung anderer.[*] Das führt zu emotionalen Spannungen (Thorax, Herz), die einerseits zu Ablehnung, Aggression – die Nebennieren produzieren Adrenalin – und hohem Blutdruck führen können, was einer Pingala-Konstitution entspricht. Andererseits können diese emotionalen Spannungen aber auch zu einem Rückzug in sich selbst führen, weil man sich unverstanden und ausgegrenzt fühlt. Dies entspricht einer Ida-Konstitution. In beiden Fällen leidet die Kommunikation, der Austausch mit dem Umfeld. Er wird einseitig und selektiv.

Eine Veränderung dieser Einstellung erfolgt durch die Dehnung im Herzbereich und durch die nach oben gestreckten Hände, was mit dem Verzicht auf materielle Errungenschaften gleichgesetzt werden kann. Zusammen führt dies zur besseren Akzeptanz des Umfeldes. Ein Austausch auf Augenhöhe ermöglicht neue Einsichten und bringt Licht ins Dunkel des eigenen Wesens.

---

* Siehe dazu: Erläuterungen zum 4. Sutra von Patanjali, S. 10

QUALITÄT DES NAMENS

Der Mond wird in der Regel mit dem Unterbewusstsein des Menschen in Verbindung gebracht. Allerdings hat er eine helle und eine dunkle Seite.

Der Mond leuchtet nicht aus eigener Kraft, sondern reflektiert lediglich das Licht der Sonne. Das bedeutet auf der geistigen Ebene, dass alle Geschöpfe und ihre Eigenschaften letztendlich eine Reflexion der einen Lichtquelle – Gott – sind. Basiert die Definition der eigenen Persönlichkeit aber auf der Identifikation mit bestimmten Eigenschaften und der dadurch entstehenden Ablehnung anderer, resultieren Licht und Schatten, Bewusstsein und Unterbewusstsein. Dieses Verhalten führt zu Problemen in der Hüftregion, die durch die Stellung und die entsprechende Veränderung der Geisteshaltung behoben werden.

Andere Menschen reflektieren demzufolge lediglich die unbewusste Seite des Betrachters, so, wie der Mond nur das Licht der Sonne reflektiert und die Erde während der Nacht erhellt. Wird man sich dessen bewusst und stellt sich der Herausforderung, indem man sich mit dem Umfeld im kommunikativen Austausch auseinandersetzt, dringt das Sonnenlicht als Reflexion in das Unterbewusste vor, was der hellen Seite des Mondes entspricht. Wird es richtig genutzt, kann die eigene dunkle Seite erfahren und aufgearbeitet werden. Die Mitmenschen werden nicht mehr als Belastung empfunden, sondern als göttliches Licht auf dem Weg zur Selbsterkenntnis. Dies führt zu mehr Demut und Hingabe, das Herz wird befreit.

SCHRIFTPASSAGEN

Wer Mich überall erkennt und alles in Mir, ihm gehe ich nicht verloren, und er geht mir nicht verloren. Der Yogin, der seinen Stand im Einssein eingenommen hat und Mich in allen Wesen liebt, lebt und handelt in Mir, auf welche Weise er auch immer leben und handeln mag.

Bhagavadgita VI,30–31

Ich bin derselbe in allen Wesen.

Bhagavadgita IX,29

Diese beiden Passagen fassen die geistige Essenz der Mondstellung zusammen. Es ist überall dasselbe Licht, das in der Schöpfung reflektiert wird, egal, wie man lebt oder handelt. Wer das erkennt, liebt Gott in allen Wesen und ist damit auch befähigt, sich selbst zu lieben.

Diese Zeiten entsprechen den Gegensätzen ... der hellen Hälfte des Mond-Monats und der dunklen ... Während des ersteren von den Gegensatz-Paaren gehen die Kenner Brahmans ein zu Brahman. Aber während der zweiten gelangt der Yogin in das »Mond-Licht« und kehrt darum wieder in die menschliche Geburt zurück.

Bhagavadgita VIII,24 ff.

Diese Passage versinnbildlicht die beiden Qualitäten der Mondseiten. Es gibt eine nach oben gerichtete, aus den irdischen Verstrickungen befreiende Lichtseite und eine nach unten gerichtete, an die Materie bindende dunkle Seite. Gemäß den indischen Schriften führt auch das Unterbewusstsein in die Wiedergeburt zurück.

Und Gott machte dann die beiden großen Lichter, das größere zur Beherrschung des Tages und das kleinere Licht zur Beherrschung der Nacht ..., damit sie auf die Erde leuchten und bei Tag und bei Nacht herrschen und zwischen dem Licht und der Finsternis eine Scheidung herbeiführen.

1. Mose 1,16–18

Die Assoziation von Finsternis mit dem Bösen zieht sich durch die gesamte Bibel. Satan wird als Fürst der Finsternis bezeichnet. Das versinnbildlicht die Übereinstimmung der Nacht mit dem Unterbewusstsein, wobei der Mond dessen Herrscher ist. Es sind die unerwünschten, dunklen und unverstandenen Seiten des Wesens, die ins Unterbewusstsein verdrängt und danach nur noch in den unbeliebten Mitmenschen reflektiert werden. Erkennt man sich in ihnen, erleuchtet und erweitert man das eigene Wesen.

ZUSAMMENFASSUNG

Die selektive Identifikation mit bestimmten individuellen Eigenschaften führt zu Verdrängung anderer. Das äußert sich in der Abgrenzung eines Teils des Umfeldes (Hüfte/Niere). Als Konsequenz resultieren Unzufriedenheit, Einsamkeit, Unverständnis (Herz), Wut, Aggression und Ablehnung (Nebenniere). Ardha Chandrasana, speziell durch die Dehnung des Thorax, hilft dem Übenden, in allen Wesen und Geschöpfen das Licht des Schöpfers zu sehen. Nimmt er diese als gleichwertige Wesen an und setzt sich mit ihnen auseinander, kann er durch das reflektierte Licht sein eigenes Unterbewusstsein erhellen. Dadurch werden Schöpfung, Lebensumstände und Mitmenschen nicht mehr als Belastung, sondern als Helfer bei der Suche nach Licht und Erkenntnis erfahren. Es entstehen Demut, Hingabe und Selbstlosigkeit.

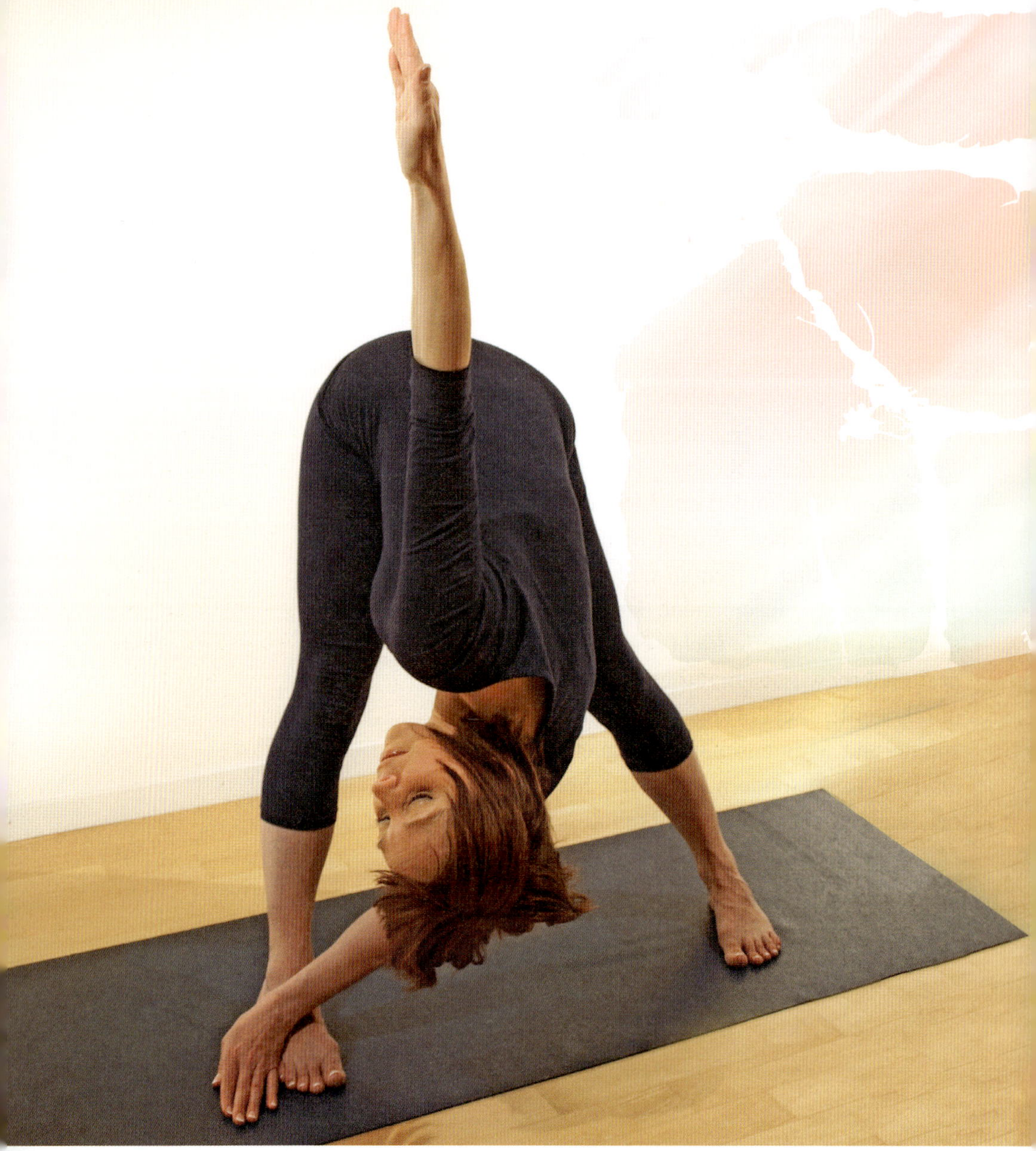

CHAKREN

Die Übung begünstigt vor allem den Oberkörper, speziell Nabel- und Herz-chakra. Bei Trikonasana geht es darum, die emotionale Einstellung (Herzzen-trum) zu den Lebensumständen so zu verändern, dass der Übende sich seiner veralteten Vorstellungen von Richtig und Falsch (Nabelchakra) bewusst wird. Die Vorwärtsdehnung der Wirbelsäule in Kombination mit einer Drehung för-dert sämtliche Chakren und führt zu einer Harmonisierung des Energieflusses.

ÜBUNGSKATEGORIE

Trikonasana in der abgebildeten Version ist eine stehende Vorwärtsbeugung mit Umkehrung und Drehung. Hier werden also vier Kategorien miteinander kombiniert. Übungen im Stehen richten das Bewusstsein auf die Bewegungen im Alltag, auf die man sich einlassen sollte. Die Beugung nach vorne unterstützt dies, denn sie hilft, sich mit den äußeren Umständen zu verbinden. Der Umkehr- und Drehcharakter gibt dem Übenden die Fähigkeit, die Dinge aus einer ande-ren Perspektive zu betrachten und mehr Flexibilität zu entwickeln. Trikonasana ermöglicht demzufolge, sich ganz auf die täglichen Bewegungen einzulassen und durch die Auseinandersetzung mit ihnen eine neue Sichtweise und mehr Flexibilität zu entwickeln.

KÖRPERTEILE

Die Dreieckstellung mit Drehung wirkt sich vor allem auf die Muskulatur und die Bänder des Oberkörpers aus. Dieser steht generell für die Einstellung, die man bezüglich einer Sache hat (Emotionalkörper). Die Wirbelsäule wird beweg-lich gehalten, was mehr Lebenskraft und Flexibilität ermöglicht. Die Stärkung der Beinmuskulatur hilft, die täglichen Herausforderungen besser zu meistern. Die Beine sind bei dieser Stellung fest am Boden fixiert. Das bedeutet, dass nicht die täglichen Bewegungsabläufe verändert werden müssen, sondern die Einstellung zu diesen. Die täglichen Herausforderungen meistert derjenige, der nicht vor ihnen davonläuft oder sie zu ändern versucht, sondern der sich ihnen stellt und durch sie seine Sichtweise verändert. Gerade das ermöglicht aber auch mehr Zufriedenheit im Alltag, was gesunde Beine bewirkt. Die Hände liegen abwechselnd beim gegenüberliegenden Fuß am Boden oder zeigen nach oben. Das bewirkt einen Ausgleich von Ida- und Pingala-Kraft. Im Zusammenhang mit der Wirkung auf den Bauch heißt dies, dass der Übende sich bewusst werden muss, dass die Früchte seiner Bewegungen Resultat der Kraft sind, die vom Boden ausgeht, also ein Geschenk der Schöpfung. Man darf nicht an jenen anhaften, sondern muss sie loslassen. Deshalb werden die Hände bei dieser Stellung abwechselnd auf den Boden bzw. nach oben gehalten. Dadurch wird der Verstand nach innen auf das Gewinnen von Einsicht gerichtet, was durch die Kontraktion und Verdrehung des Bauches bewirkt wird. Dies wiederum ermöglicht die Entwicklung neuer Perspektiven, was durch den nach oben gerichteten Blick ausgedrückt wird. Hier führt ein Übermaß an Pingala-Kraft zu starker Anhaftung an die Früchte der eigenen Bewegungen: »Ich habe mir das erarbeitet, ich habe also ein Anrecht auf die Früchte.« Eine Ida-Konstitution verhindert in der Regel, dass man sich überhaupt auf die Bewegungen einlässt. Zwar hat man Bedürfnisse und Ansprüche, steht aber nicht zu ihnen und nimmt sich künstlich zurück, um niemandem im Weg zu stehen. In beiden Fällen wird der eigentliche Sinn der Bewegungen verhindert, nämlich die Weiterentwicklung des Geistes durch den Austausch mit dem Umfeld.

QUALITÄT DES NAMENS

Trikon bedeutet »Dreieck«. In sämtlichen Religionen der Weltgeschichte war und ist es ein starkes Symbol. Bei den Ägyptern taucht es unter anderem in der Trias von Osiris, Isis und Horus auf. In der hinduistischen Tradition kommt es in der bekannten Trias von Vishnu, Brahman und Shiva vor. Der christliche Glauben geht von der Dreifaltigkeit Gottes aus, während der Davidstern der Juden aus zwei ineinandergeschobenen Dreiecken gebildet wird. Zusammengefasst kann von der Bedeutung »wie oben, so unten« ausgegangen werden.

Das bedeutet, dass die schöpferische Kraft (Gott als Vater), der Geist in der Schöpfung (Heiliger Geist) und Bewusstsein (Christus) ein und dasselbe sind. Trikonasana hilft dem Übenden zu erkennen, dass »das, was unten ist« (= Alltag, Umfeld, Lebensumstände) und »das, was oben ist« (= allumfassende Liebe, Friede, Gott) identisch sind. Das ermöglicht es ihm, das irdische Leben anzunehmen und es besser zu bewältigen.

SCHRIFTPASSAGEN

Ich und der Vater sind eins.
Johannes 10,30

Die Gnade unseres HERRN JESU CHRISTI und die LIEBE GOTTES und die Gemeinschaft des HEILIGEN GEISTES sei mit euch allen!
2. Korinther 13,13

Diese Passagen verdeutlichen noch einmal, was bereits unter »Qualität des Namens« ausgeführt wurde.

ZUSAMMENFASSUNG

Trikonasana ermöglicht es dem Yogi, glücklich zu werden, indem er sein Bewusstsein nicht auf die Veränderung der Lebensumstände richtet, sondern auf die Erkenntnis, die ihm die Auseinandersetzung mit der Schöpfung ermöglicht. Durch diese Veränderung seiner Einstellung erkennt er, dass alle Umstände seiner Entwicklung dienen und dass er Ruhe finden kann, wenn er die Erwartungen an das Resultat seiner Bewegungen abbaut. Er wendet seinen Blick nach oben, seine Perspektive ist spirituelles Wachstum, worin er das wahre Glück und den Sinn des irdischen Daseins erkennt. Diese Erkenntnis ermöglicht es ihm, sich harmonisch mit Alltagssituationen auseinanderzusetzen.

Virasana – Held (stehende Variante)

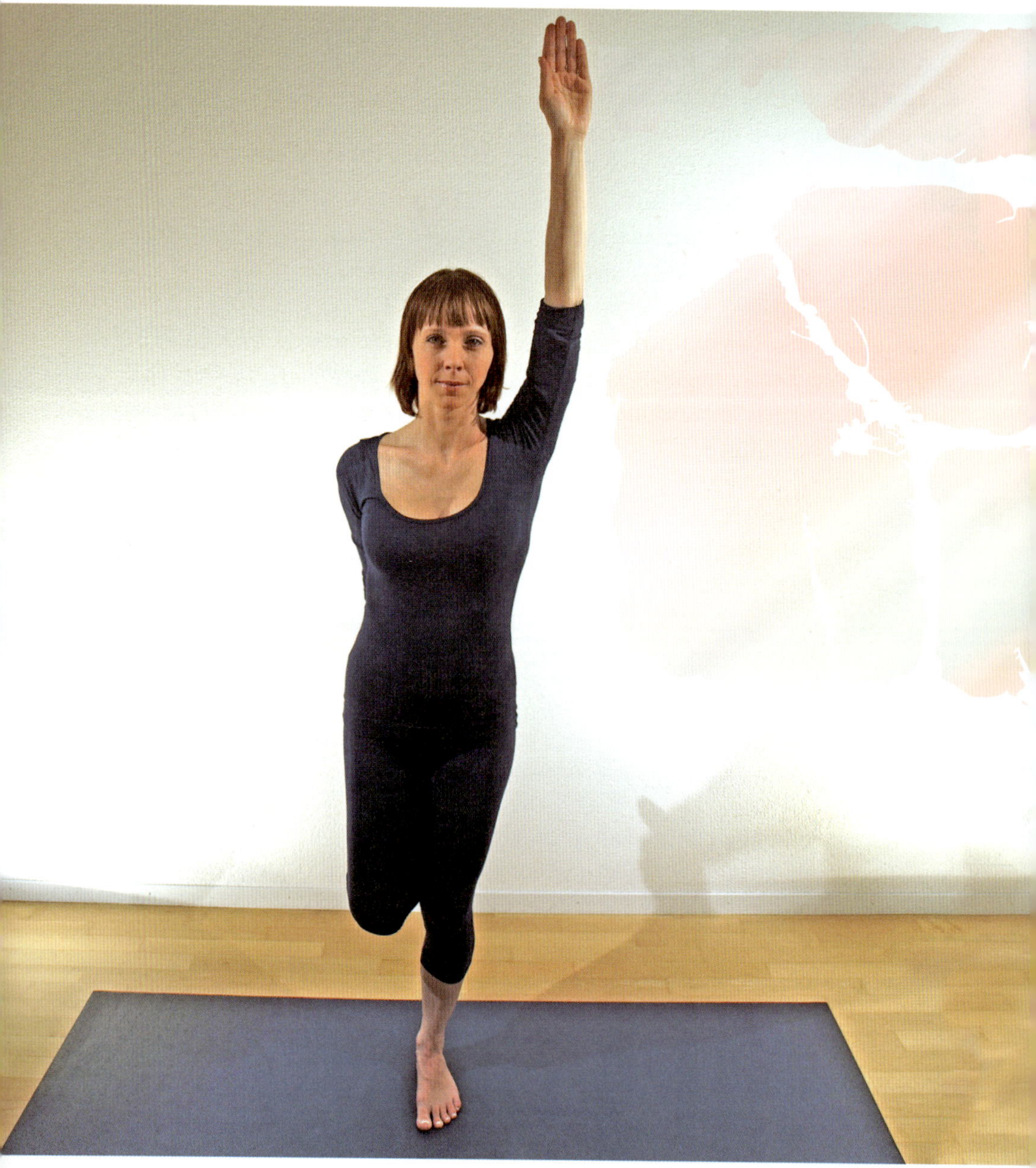

CHAKREN

Die Heldstellung in der stehenden Variante aktiviert vor allem die Steißbein-ebene. Weil diese Übung die Balance des ganzen Körpers verbessert, wird dadurch auch das harmonische Zusammenwirken aller Ebenen gefördert.

Im Steißbeinzentrum liegt der Ursprung aller Bewegungen im Leben. Es ist Sitz der persönlichen Wünsche und Bedürfnisse, speziell in Zusammenhang mit materiellen Belangen und Besitz. Motivation, Disziplin/Ausdauer und die Fähigkeiten, Beziehungen aufzubauen und teilen/verzichten zu können, sind ebenfalls hier verankert. Ein Überfluss an Ida führt zu einer übermäßigen Verdrängung von Wünschen und Bedürfnissen, ein Überfluss an Pingala führt zu übermäßigen Ansprüchen. Geben und Nehmen müssen in Ausgleich gebracht werden. Die Tugend des Verzichts fördert dies.

Buddha bezeichnete Begehren und Anhaftung als Grund allen Unglücks. Es ist verständlich, dass Bedürfnisse und Wünsche das Verhältnis zu allen Lebensumständen und den Mitmenschen bestimmen. Ängste und deren emotionale Konsequenz, die Sorgen, sind immer an einen möglichen Verlust gekoppelt. Wer nichts zu verlieren hat, kann keine Angst haben. Somit hat das Steißbeinzentrum einen starken Einfluss auf das Gleichgewicht des gesamten Menschen, körperlich wie psychisch.

ÜBUNGSKATEGORIE

Bei stehenden Übungen geht es um die Erarbeitung von neuer Willenskraft und Dynamik für ungewohnte Bewegungen. Die zusätzliche Förderung der körperlichen Balance hilft, das geistige Gleichgewicht bei diesen neuen Herausforderungen nicht zu verlieren. Ausgeglichenheit bei der Erfüllung von ungewohnten Pflichten ist die Essenz von stehenden Balanceübungen.

KÖRPERTEILE

Bei dieser Übung wird vor allem die Muskulatur von Beinen und Füßen sowie der Taille gefördert. Die Hände sind abwechselnd nach oben gestreckt, eine Ferse berührt jeweils das Gesäß. Dabei wird entweder die rechte oder die linke Seite des Körpers gedehnt, was einen Ausgleich von Ida und Pingala bewirkt.

Der Ursprung von Ida ist die mütterliche Kraft, die sich im späteren Leben als Motivation für neue Herausforderung manifestiert, als Handlungsweise in der Familie, als emotionale Kompetenz. Der Ursprung von Pingala ist die väterliche Kraft, die sich im weiteren Leben als Disziplin bei der Bewältigung von Herausforderungen manifestiert, als Handlungsweise bei der Arbeit, als rationale Kompetenz. Nur ein Ausgleich dieser Kräfte, ihr Einhergehen, ermöglicht dem Menschen seine Entfaltung und ein glückliches Leben.

Durch die Konzentration auf einen Punkt im Raum und die körperliche Wirkung auf die Beine erkennt der Übende, welche Problemstellungen ihm bezüglich des oben erwähnten Ausgleichs und bei der Bewältigung von Lebenssituationen im Weg stehen, indem er seine mentalen Spannungen als Spiegel seiner eigenen Unzulänglichkeiten und Anhaftung erkennt. Als Konsequenz macht er nicht mehr seine Mitmenschen dafür verantwortlich, was wiederum die Taille stärkt. Indem er seine Füße vom Boden hebt, lernt er, auf seine Bedürfnisse zu verzichten. Die nach oben gestreckten Hände erwirken die Fähigkeit, die Früchte der Handlungen dem Himmel zu übergeben. Dadurch löst sich der Übende von allen Anhaftungen und überwindet Ängste und Sorgen. Ausgeglichenheit, Willenskraft und Wagemut sind Ausdruck dieses Zustandes.

---

* Siehe: »Viravadrasana«, S. 133
  Während es bei Virasana noch mehr darum geht, die Ursache der eigenen Spannungen bei sich selbst anstatt bei den Mitmenschen zu suchen (Fokus im Raum), von Urteilen abzusehen und die eigenen Bedürfnisse loszulassen, geht es bei Viravadrasana vornehmlich darum, sich durch das selbstlose Opfer voll in den Dienst der Mitmenschen zu stellen (Körper parallel zum Boden).

** Wegen der Ähnlichkeit zu Viravadrasana sind auch die Textpassagen ähnlich. Siehe dazu: S. 133

QUALITÄT DES NAMENS

Der Name Virasana wird von *Vir* (»Held«) abgeleitet. Eine Verwandtschaft mit Viravadrasana ist offensichtlich. Viravadrasana wird auch oft mit »Stellung des Kriegers« übersetzt.[*] Ein heldenhafter Krieger dient selbstlos und stellt den Dienst an der Allgemeinheit vor seine eigenen Bedürfnisse. Er gibt sein Selbst auf und vollbringt somit das größte Opfer. Er überwindet seine eigene Angst und sieht dem Tod ins Auge. Dazu muss er mit allem abschließen, er muss sich von allen Anhaftungen und Bindungen lösen. Nur so kann er unbeschwert, frei, konzentriert und fokussiert in die Schlacht ziehen und seiner Tatkraft optimal Ausdruck verleihen.

Diese Aspekte werden auch in den sehr populären Verfilmungen von Comic-Helden aufgenommen, wie zum Beispiel »Spiderman« oder »Die Fantastischen Vier«. Dabei geht es immer darum, dass der Held seine eigenen Bedürfnisse und Wünsche zugunsten der Allgemeinheit zurückstellen muss, was eine große Herausforderung darstellt. Der Leitspruch, dass aus großer Kraft große Verantwortung folgt, fasst das Dilemma des Helden in seiner Essenz ideal zusammen.

SCHRIFTPASSAGEN[**]

Die Geschichte der Bhagavadgita
erzählt, wie Krishna Arjuna in die
Schlacht führt, wo dieser gegen seine
Verwandten und seine Gurus ins Feld
ziehen soll. Da verlässt ihn der Mut.

» *Ich will nicht kämpfen«,*
sagt Arjuna.
Bhagavadgita II,1–9

Krishna antwortet ihm ausführlich, wobei er ein wesentliches Hauptargument verwendet:

»Was wirklich ist, kann das Dasein nicht verlieren ... Die Seele erschlägt nicht, noch wird sie erschlagen ... Lass Kummer und Glück, Verlust und Gewinn, Sieg und Niederlage gleich viel für deine Seele sein und stürze dich in die Schlacht!«

Bhagavadgita II,11–38

Wie bereits unter den Angaben zum Namen erklärt, ist die Überwindung der eigenen Bedürfnisse für den Krieger essenziell. Es braucht Mut, Entschlossenheit und die Bereitschaft, dem Tod ins Auge zu blicken. Geistig bedeutet das, alle Wünsche und Anhaftungen hinter sich zu lassen, um sich selbstlos in den Dienst der Gesellschaft zu stellen.

Es gibt kein höheres Gut für die Anhänger der Kriegerkaste als die gerechte Schlacht. Wenn sich eine solche Schlacht von selbst anbietet wie das offene Tor zum Himmel, sind die Krieger glücklich.

Bhagavadgita II,31 ff.

Denn unser Kampf ist nicht wider Fleisch und Blut, sondern wider die Fürstentümer, wider die Gewalten, wider die Weltbeherrscher dieser Finsternis, wider die geistlichen Mächte der Bosheit in den himmlischen Örtern. Deshalb nehmet die ganze Waffenrüstung Gottes, auf dass ihr an dem bösen Tage zu widerstehen und, nachdem ihr alles ausgerichtet habt, zu stehen vermöget. Stehet nun, eure Lenden umgürtet mit Wahrheit, und angetan mit dem Brustharnisch der Gerechtigkeit, und beschuht an den Füßen mit der Bereitschaft des Evangeliums des Friedens, indem ihr über das alles ergriffen habt den Schild des Glaubens, mit welchem ihr imstande sein werdet, alle feurigen Pfeile des Bösen auszulöschen. Nehmet auch den Helm des Heils und das Schwert des Geistes, welches Gottes Wort ist.

Epheser 6,12–17

Hierauf sagt Jesus zu ihm: Stecke dein Schwert in die Scheide; denn wer zum Schwert greift, soll durch das Schwert umkommen.

Matthäus 26,52

Diese Passagen machen klar, dass es beim Kampf oder Krieg nicht um eine äußere Handlung geht, sondern um eine innere. Der Krieg stellt den Kampf des Menschen gegen seine eigenen Vorstellungen, Anhaftungen und dunklen Seiten dar. Arjuna kämpft mit Urteilen, gedanklichen Konzepten, gesellschaftlichen Hierarchien und deren Einfluss. Das Tor zum Himmel öffnet sich, wenn man die eigene Dunkelheit besiegt hat. Die Waffen, die man zur Verfügung hat, sind Gerechtigkeit, Wahrhaftigkeit, Unterscheidungskraft, Vertrauen, Ausgeglichenheit, ein friedvoller Geist und Verständnis. Nur derjenige Held kann diese Waffen beherrschen, der alle irdischen Abhängigkeiten überwunden hat.

ZUSAMMENFASSUNG

Dem Tod ins Auge zu blicken[*] heißt, sich vollständig von jeglicher irdischen Anhaftung zu befreien. Der erste Schritt dazu ist, die Ursache für Unzufriedenheit, Ängste und Sorgen nicht bei den Mitmenschen, sondern in der eigenen Programmierung zu suchen. Dazu muss man zurück an den Ursprung; am Anfang waren Mutter und Vater.[**] Alles andere ist Kompensation. Will man das Gleichgewicht zwischen Ida und Pingala wiederherstellen, muss diese Beziehung geklärt werden, um die Verurteilung von Lebensumständen und Mitmenschen aufgrund von mentalen Spannungen zu vermeiden. In dieser Auseinandersetzung, diesem täglichen Kampf oder Krieg entscheidet sich das Los des Helden. Er tötet, also verurteilt nicht, sondern benutzt seine Waffen, um sich den Sieg aller Siege zu erkämpfen, das Tor zum Himmel.

[*] Die Augen sind bei dieser Stellung geöffnet und auf einen Punkt im Raum fokussiert.
[**] Die mütterliche und die väterliche Kraft sind nicht an eine geschlechterspezifische Zuordnung gebunden. Jeder Mensch besitzt beide, jeweils in unterschiedlichem Maß.

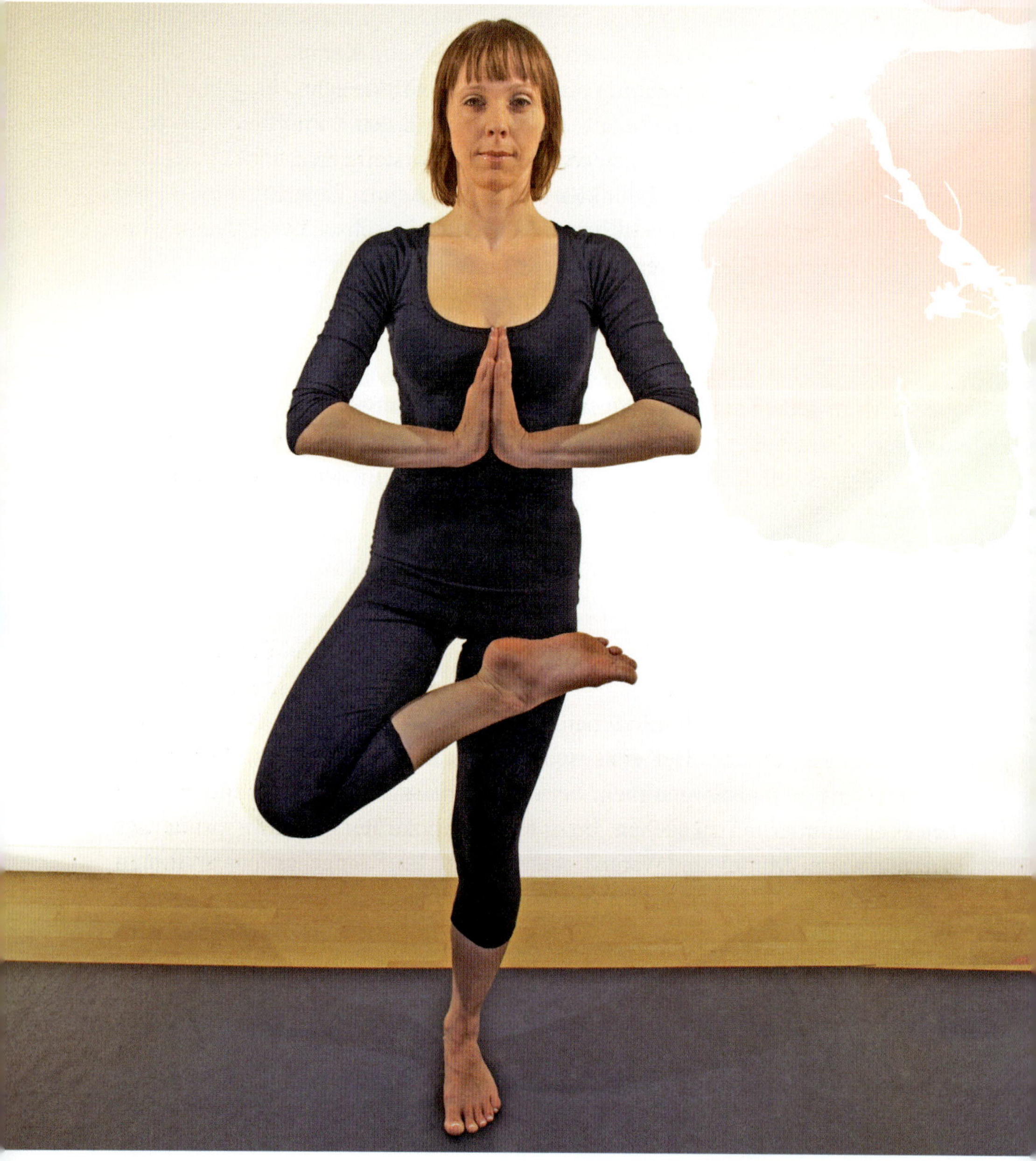

CHAKREN

Diese Stellung wirkt sich günstig auf sämtliche Chakren aus. Es geht darum, eine Ausgewogenheit aller Ebenen zu erreichen. Speziell das Steißbeinchakra wird begünstigt. Ziel ist es, einen Ausgleich zwischen weiblicher (Ida) und männlicher Energie (Pingala) zu schaffen. Ein gesundes Verhältnis zu diesen Kräften und deren physischen Repräsentanten, den Eltern, ist Voraussetzung für einen festen und selbstsicheren Stand im Leben.

ÜBUNGSKATEGORIE

Asanas im Stehen richten das Bewusstsein auf eine Bewegung im Alltag, auf die man sich einlassen sollte, oder auf ein Verhalten, das man sich neu erarbeiten oder aneignen sollte, um neue Erkenntnisse zu ermöglichen und dem Zustand des Yoga, sich selbst, näher zu kommen.

KÖRPERTEILE

Ganzkörperstellungen begünstigen alle Körperteile, vor allem Beine und Wirbelsäule. Das Gleichgewicht des Körpers wird gefördert, ein fester Stand geübt. Die Hände sind zum indischen Gruß gefaltet oder nach außen und oben gestreckt wie die Äste eines Baumes. Diese Stellung führt dem Übenden ins Bewusstsein, wo seine täglichen Bewegungen (Beine) die freie Entwicklung seiner Lebenskraft (Wirbelsäule) hemmen. Das linke Bein steht für Yama, was der mütterlichen Kraft und Motivation entspricht. Ein Mangel an Yama führt zu Antriebslosigkeit. Das rechte Bein steht für Niyama, was der väterlichen Energie und Disziplin entspricht. Ein Mangel an Niyama verhindert, dass Ideen auch umgesetzt werden und man die Früchte ernten kann. Ein Festhalten an diesen Früchten erzeugt aber Anhaftung, was wiederum die Lebenskraft beeinträchtigt. Deshalb werden die Hände gefaltet. Bei weiteren Varianten der Stellung werden die Arme waagrecht vom Körper weggestreckt, die Handflächen zeigen dabei nach unten. Dadurch realisiert der Yogi, dass alle Gaben der Schöpfung ein Geschenk sind, und übergibt sie dem Himmel, was der Variante mit nach oben gestreckten Händen entspricht.

QUALITÄT DES NAMENS

Die herausragenden Eigenschaften des Baumes sind Standhaftigkeit und Unberührtheit. Der Baum ist fest verwurzelt und steht unberührt von Wetter und Jahreszeit. Seine im Verlauf des Jahres produzierten Früchte lässt er im Herbst zur Erde fallen, woher sie auch gekommen sind. Der Kreislauf des Lebens schließt sich. Der Yogi erkennt, dass sein Glück von seinen inneren Wurzeln abhängt, nicht von materiellen Werten und der Erfüllung von Wünschen. Geben und Nehmen sind im Gleichgewicht, er fügt sich in den Zyklus des Lebens ein, ist aber fest in sich verwurzelt.

SCHRIFTPASSAGEN

Er, dessen Bewusstsein unerschüttert bleibt inmitten von Leiden und Freuden, ist frei geworden vom Verlangen.
Bhagavadgita II,56

Unruhe des Geistes entsteht durch Verlangen, denn es erzeugt Begehren und Anhaftung. Wer jedoch erkennt, dass weder die materielle Befriedigung von Wünschen noch die Anhaftung an die Früchte der Arbeit glücklich macht, baut auf seine inneren Werte und ist fest in seinem Wesenskern verwurzelt. Nur das macht wirklich frei, nur innere Freiheit macht glücklich.

ZUSAMMENFASSUNG

Der Baum steht ruhig und fest, egal, was ihm die Jahreszeit bringt. Er bleibt unberührt vom Auf und Ab des Lebens. Er sieht die Früchte wachsen, reifen und lässt sie fallen. Im Winter ist er kahl und leer und bleibt dennoch er selbst. Er vertraut darauf, dass ihn der Zyklus des Lebens im Frühling wieder zum Blühen bringen wird. Genau diese Eigenschaften werden auf den Übenden übertragen. Ohne Anhaftung an materielle Werte lebt der Yogi in Harmonie mit allen Ereignissen des Lebens. Sein Glück fundiert in seinem Inneren. Äußere Umstände können dieses Glück nicht trüben, der Yogi bleibt unberührt.

Viravadrasana – Haltung des Viravadra

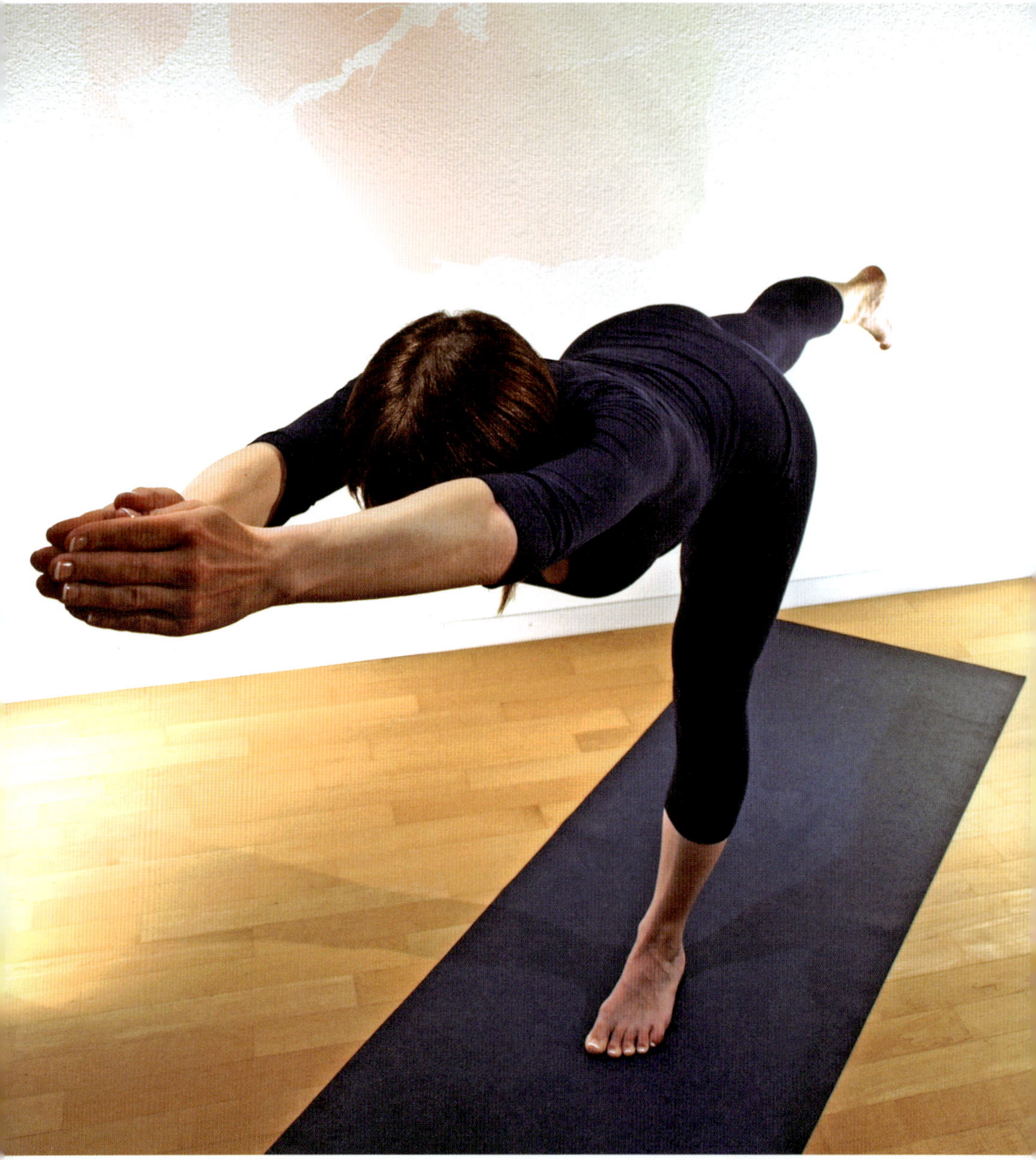

CHAKREN

Diese Stellung begünstigt vor allem das Steiß- und das Kreuzbein sowie das Nackenzentrum.

Die Wirkung liegt im Herstellen eines Gleichgewichts zwischen persönlichen Wünschen, dem Eigenwillen und den Anforderungen des selbstlosen Dienstes (Kreuzbein). Pingala-Überfluss äußert sich auf dieser Ebene in einer einseitigen Betonung der eigenen Bedürfnisse ohne Rücksichtnahme auf das Umfeld. Ein Übermaß an Ida resultiert oft im sogenannten Helfersyndrom, bei dem der Dienst nicht selbstlos, sondern an Erwartungen geknüpft ist, was zu Enttäuschungen und Verurteilungen führt.

ÜBUNGSKATEGORIE

Asanas im Stehen richten das Bewusstsein auf ein Verhalten, das man sich neu erarbeiten oder aneignen sollte, um neue Erkenntnisse zu ermöglichen und dem Zustand des Yoga und damit sich selbst näherzukommen. Diese Stellungen eignen sich speziell für Menschen mit der Tendenz, Pflichten auszuweichen und als unerwünscht wegzuschieben.

KÖRPERTEILE

Begünstigt werden Füße, Beine, Knie und die Hüfte. Die Nackenregion wird entspannt, das Gleichgewichtsorgan geschult. Die Beine stehen für die täglichen Bewegungen, die Knie für die Widerstände bei der Ausführung derselben. Die Füße sind der Ursprung der Bewegungen, der Wünsche und Bedürfnisse. Die Hüfte steht für die Beziehung zu den Mitmenschen, der Nacken für den Eigenwillen.

Zusammengesetzt ergibt dies folgende Wirkung: Der Übende bemüht sich, seinen Körper parallel zum Boden auszubalancieren, d. h., sich an seiner Umgebung (bzw. seinem Umfeld) auszurichten und dieser zu Diensten zu sein. Diesem selbstlosen Dienst stehen die egoistischen Wünsche und Bedürfnisse entgegen. Beides muss in ein Gleichgewicht gebracht werden, um dem Übenden eine neue Richtung im Leben aufzeigen zu können, was den nach vorn gestreckten Armen und dem vorwärts gerichteten Blick entspricht. Schlussendlich muss jede Bewegung zur Erfüllung der eigenen Wünsche immer auch zum Wohl der Mitmenschen sein. Wahrer Dienst ist immer mit Verzicht bezüglich der eigenen Bedürfnisse verbunden.

Widerstände bei den täglichen Pflichten (Knie) entstehen dann, wenn dieses Gleichgewicht gestört ist und das Umfeld als Hindernis bei der Erfüllung der eigenen Wünsche erscheint. Schlacken im Hüftbereich sind ein Zeichen, dass man zwar dient, dies aber mit einer Erwartung an Dankbarkeit oder Entgegenkommen verknüpft, bzw. das Gefühl hat, man komme selbst zu kurz, was wiederum zu Schuldzuweisungen führt. Wahrer selbstloser Dienst wirkt befriedigend und unterstützt den Verzicht, der somit nicht mehr als Defizit wahrgenommen wird.

QUALITÄT DES NAMENS

Gemäß den indischen Schriften ist Viravadra eine von Shiva erschaffene Gestalt, die dieser aus einem seiner Haare schuf, um die Opferhandlungen und -gaben zu zerstören, die die Menschen in seinem Tempel darbrachten. Shiva steht in der Trias mit Brahma und Vishnu für die Zerstörung. Shiva zu opfern hieße, diejenigen Ereignisse im Leben als Ausdruck des Göttlichen zu sehen, die mit Zerstörung, Verlust, Tod und Trennung in Verbindung stehen. Die meisten Menschen aber opfern, um für sich selbst und ihre egoistischen Wünsche zu bitten. Damit lehnen sie Shiva eigentlich ab. Aus diesem Grund schuf dieser Viravadra und wies ihn an, diese Opfer zu zerstören.

Diese Form von Viravadrasana wird auch als »Krieger III« bezeichnet. Anhand dieser Benennungsvariante lässt sich die geistige Bedeutung der Stellung noch erweitern. Der Krieger dient seinem Land und stellt seine eigenen Bedürfnisse zurück, er vollbringt damit das Opfer der Selbstaufgabe. Er überwindet seine eigene Angst und sieht dem Tod ins Auge, löst sich von allen Anhaftungen und Bindungen.

* Eigentlich stellt die gesamte Gita seine Antwort dar.

SCHRIFTPASSAGEN

Zum Aspekt Viravadra:

Wenn die Menschen dieser Welt ihre Werke anders vollziehen denn als Opfer, bleiben sie in der Gebundenheit an die Werke. Als Opfer vollziehe dein Wirken ... Und werde so frei von jeglicher Haftung.

Bhagavadgita III,9

Diejenigen, die Belohnung für ihre Werke auf Erden begehren, opfern den Göttern (den verschiedenen Gestalten und Personifikationen der einen Gottheit). Denn rasch und leicht erzielt der Mensch in der Menschen-Welt Erfolg, der aus den Werken (ohne Erkenntnis) entsteht.

Bhagavadgita IV,12

Diese Schriftpassagen zeigen eindeutig, dass Gebete und Opfer für egoistische und materielle Vorteile sinnlos sind, weil sie nicht zu Erkenntnis führen können. Weltlicher Erfolg und Besitz sind keine Indikatoren für innere Zufriedenheit, Demut und Dankbarkeit. Jedes Opfer bleibt leer ohne wirklichen Verzicht und kann auch niemanden aus der Anhaftung an die materiellen Güter erlösen.

Wahrer Dienst ist immer auch mit Verzicht verbunden. Jegliche andere Form von Dienst ist mit Erwartungen verbunden und ermöglicht keine Erkenntnis, sondern führt zu weiteren Urteilen und Schuldzuweisungen.

Zum Aspekt des Kriegers: Die Geschichte der Bhagavadgita erzählt, wie Krishna Arjuna in die Schlacht führt, wo dieser gegen seine Verwandten und seine Gurus ins Feld ziehen soll. Da verlässt ihn der Mut.

»Ich will nicht kämpfen«, sagt Arjuna.

Bhagavadgita II,1–9

Krishna antwortet ihm ausführlich*, wobei er ein wesentliches Hauptargument verwendet:

»Was wirklich ist, kann das Dasein nicht verlieren ... Die Seele erschlägt nicht, noch wird sie erschlagen ... Lass Kummer und Glück, Verlust und Gewinn, Sieg und Niederlage gleich viel für deine Seele sein und stürze dich in die Schlacht!«

Bhagavadgita II,11–38

Wie bereits unter den Angaben zum Namen erklärt, ist die Überwindung des Egos, der eigenen Bedürfnisse für den Krieger essenziell. Es braucht Mut und Entschlossenheit und ebenso die Bereitschaft, dem Tod ins Auge zu blicken. Geistig bedeutet es, alle Wünsche und Anhaftungen hinter sich zu lassen. Das wahre Opfer – und hier entfaltet sich die Verbindung zur Geschichte des Viravadra – ist nicht auf Eigeninteresse fundiert, sondern auf den selbstlosen Dienst an den Mitmenschen.

Es gibt kein höheres Gut für die Anhänger der Kriegerkaste als die gerechte Schlacht. Wenn sich eine solche Schlacht von selbst anbietet wie das offene Tor zum Himmel, sind die Krieger glücklich.

Bhagavadgita II,31 ff.

Denn unser Kampf ist nicht wider Fleisch und Blut, sondern wider die Fürstentümer, wider die Gewalten, wider die Weltbeherrscher dieser Finsternis, wider die geistlichen Mächte der Bosheit in den himmlischen Örtern. Deshalb nehmet die ganze Waffenrüstung Gottes, auf dass ihr an dem bösen Tage zu widerstehen und, nachdem ihr alles ausgerichtet habt, zu stehen vermöget. Stehet nun, eure Lenden umgürtet mit Wahrheit, und angetan mit dem Brustharnisch der Gerechtigkeit, und beschuht an den Füßen mit der Bereitschaft des Evangeliums des Friedens, indem ihr über das alles ergriffen habt den Schild des Glaubens, mit welchem ihr imstande sein werdet, alle feurigen Pfeile des Bösen auszulöschen. Nehmet auch den Helm des Heils und das Schwert des Geistes, welches Gottes Wort ist; ...

Epheser 6,12–17

Schlussendlich machen diese beiden Passagen klar, dass es beim Kampf oder Krieg nicht um eine äußere Handlung geht, sondern um eine innere. Der Krieg stellt den Kampf des Menschen gegen seine eigenen Vorstellungen und dunklen Seiten dar. Arjuna kämpft mit Urteilen, gedanklichen Konzepten, gesellschaftlichen Hierarchien und deren Einfluss. Das Tor zum Himmel öffnet sich, wenn man die eigene Dunkelheit besiegt hat. Die Waffen dazu sind Gerechtigkeit, Wahrhaftigkeit, Unterscheidungskraft, Vertrauen, ein friedvoller Geist und die heiligen Schriften.

ZUSAMMENFASSUNG

Dienen heißt immer, sich auf die Bedürfnisse des Umfeldes einzulassen. Dies wird durch die Ausrichtung des Körpers parallel zum Boden erreicht. Die eigenen Vorstellungen von Dienst entspringen immer den individuellen Gedanken- und Urteilsstrukturen. Man sieht ein Defizit und will den anderen helfen, es zu beheben. Damit zementiert man aber diese Sichtweisen und verwechselt die Befriedigung der eigenen Bedürfnisse mit einem Dienst.* Dieser ist unbewusst an eine Erwartung verknüpft, sei es Dankbarkeit, Anerkennung, Liebe oder eine Veränderung der Verhaltensweise. Viravadrasana hilft dem Übenden, sich auf sein Umfeld einzulassen, sich auf dieses auszurichten und ein Gleichgewicht zwischen den eigenen Bedürfnissen und denjenigen der Mitmenschen herzustellen. Je mehr der Yogi dient, desto mehr erkennt er, dass wahre Befriedigung nicht aus der Erfüllung der egoistischen Wünsche resultiert, sondern aus dem Dienst am Mitmenschen. Das führt zu selbstloser Handlungsweise.

* das sogenannte Helfersyndrom

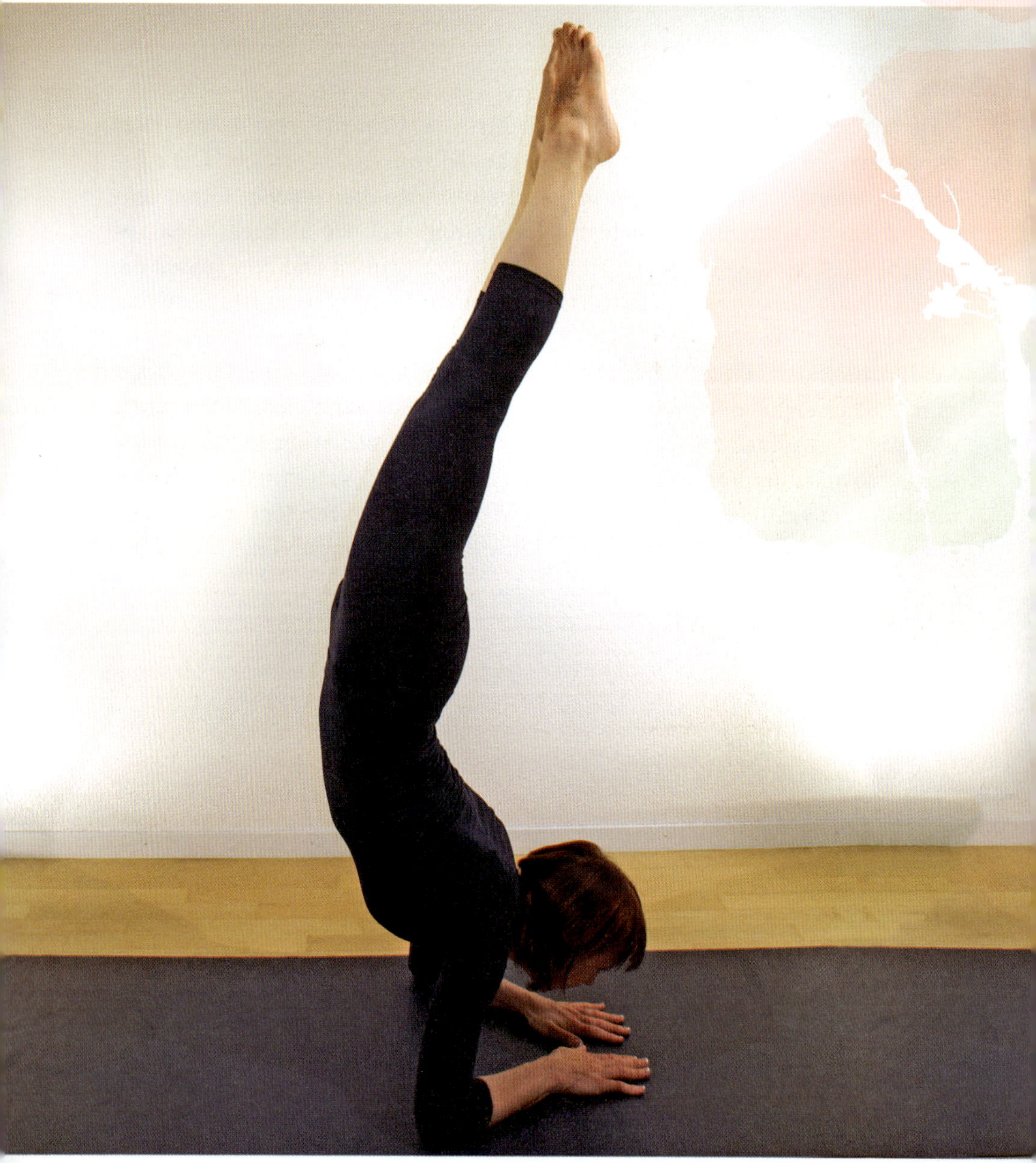

CHAKREN

Durch die starke Rückwärtsdehnung der Wirbelsäule werden sämtliche Chakren begünstigt, vor allem aber Nackenzentrum und Verlängertes Mark. Weil die Wirbelsäule ganz vom Boden gelöst ist, muss sich der Übende völlig von der materiellen Welt zurückziehen. Es geht bei dieser Übung demzufolge darum, den eigenen Willen zu überwinden, die Denkstrukturen ganz von der Materie zu trennen und sie der geistigen Welt zuzuführen.

ÜBUNGSKATEGORIE

Vrischikasana ist eine extreme Umkehrstellungen mit Rückwärtsdehnung und sehr anstrengend. Sie ermöglicht eine vollständige Veränderung der Sichtweise und die komplette Überwindung der materiellen Welt. Dazu muss das gesamte Unterbewusstsein aufgelöst werden. Wichtig ist hier auch der Aspekt der Balance. Er hilft, die geistige Ausgeglichenheit bei dieser neuen Herausforderung nicht zu verlieren.

KÖRPERTEILE

Der ganze Körper wird durch diese Übung gestärkt. Das Erfordernis guter Balance führt zum Einklang von Körper, Emotionalkörper und Geist. Die Wirbelsäule wird vollständig vom Boden gelöst und schwebt in der Luft. Die Lebenskraft wird somit von der materiellen Welt losgelöst und ganz in die geistige Sphäre überführt, ein Vorgang, der gewöhnlich mit dem Tod in Verbindung gebracht wird. Weil vor allem der Nacken und der Kopf von dieser Stellung beeinflusst werden, steht dieser Tod für das Abrücken von Eigenwillen und fixen Denkmustern. Wenn sich der Übende von diesen löst, stirbt ein Teil seiner irdischen Existenz, er erneuert sich im Geist. Die Füße zeigen nach oben, was symbolisch für das Loslassen aller Wünsche und egoistischen Bedürfnisse steht. Hände und Ellbogen berühren den Boden, der Yogi haftet nicht mehr an den Errungenschaften seiner Handlungen an und benutzt seine Durchsetzungskraft

(Ellbogen) nicht zu egoistischen Zwecken, sondern zum Wohl seines Umfeldes. Deshalb liegen die Ellbogen am Boden auf.

QUALITÄT DES NAMENS

Der Skorpion wird im Allgemeinen mit Gift und Tod in Verbindung gebracht. In Mythologie und Astrologie steht er für den Planeten Pluto, der nach dem römischen Gott der Unterwelt benannt ist. Daraus leitet sich die astrologische Bedeutung des Skorpions ab. Seine Lebensaufgabe und seine Herausforderung werden immer sein, die dunklen Seiten seines Wesens zu erforschen, um Licht zu gewinnen. Er kann nur zu sich selbst finden, wenn er sein Unterbewusstsein durchwandert, seine dunklen Seiten erkennt und sie überwindet. Dieser ständige Kampf gegen sich selbst und der Wille zur Erkenntnis zeichnen das Sternzeichen Skorpion aus. Der Skorpion findet nur im Sieg über sein Unterbewusstsein, über sich selbst, wahre Befriedigung.

Die Überwindung des Egos steht im Zentrum dieser Symbolik. Um dies zu erreichen, müssen das Unterbewusstsein aufgearbeitet und verdrängte Energien ins Bewusstsein geholt werden. Vrischikasana wirkt dementsprechend durch den Umkehrcharakter, die Wirbelsäule ist kopfüber.

* Vgl.: Tod, wo ist dein Sieg? Tod, wo ist dein Stachel? (1. Korinther 15,55)

SCHRIFTPASSAGEN

Weil sie Mich erkennen, gleichzeitig um die materielle und die göttliche Natur des Seins wissen und die Wahrheit über den Herrn des Opfers kennen, darum behalten sie das Wissen über Mich auch im kritischen Augenblick ihres Abscheidens aus dem körperlichen Sein und in jenem Augenblick ihr ganzes Bewusstsein fest mit Mir geeint.

Bhagavadgita VII,30

Und wer sein Leben verliert um meinetwillen, der wird's finden.

Matthäus 10,39

Sein Leben zu verlieren meint in diesem Zusammenhang, es zu ändern, indem die egoistischen Bedürfnisse als Antrieb wegfallen und das Bewusstsein der geistigen Welt zugeführt wird. Wer dies tut, hat den Tod nicht mehr zu fürchten. Der Yogi erkennt, dass jeder Tod eine geistige Erweiterung hin zum Göttlichen darstellt, und begrüßt den Tod dadurch.*

Oder wenn er auch um ein Ei bittet, wird er ihm einen Skorpion reichen?

Lukas 11,12

In dieser Passage wird das Ei als Symbol des Lebens dem Skorpion als Symbol des Todes gegenübergestellt.

ZUSAMMENFASSUNG

Jede Loslösung von persönlichen Identifikationsmustern stellt einen kleinen Tod dar, weil es den vorher existierenden Menschen in seiner individuellen Ausgestaltung nicht mehr gibt. Zu Beginn sind diese Veränderungen meist mit großer Überwindung und Angst verbunden. Realisiert der Übende aber, dass sie zu einem erfüllteren geistigen Leben führen, begrüßt er sie. Damit hat der Tod seinen Schrecken verloren. Vrischikasana erlöst den Yogi aus seinem Leben der materiellen Abhängigkeiten und egoistischen Bedürfnisse und führt ihn zu wahrer Freiheit und der Neugeburt im Geist.

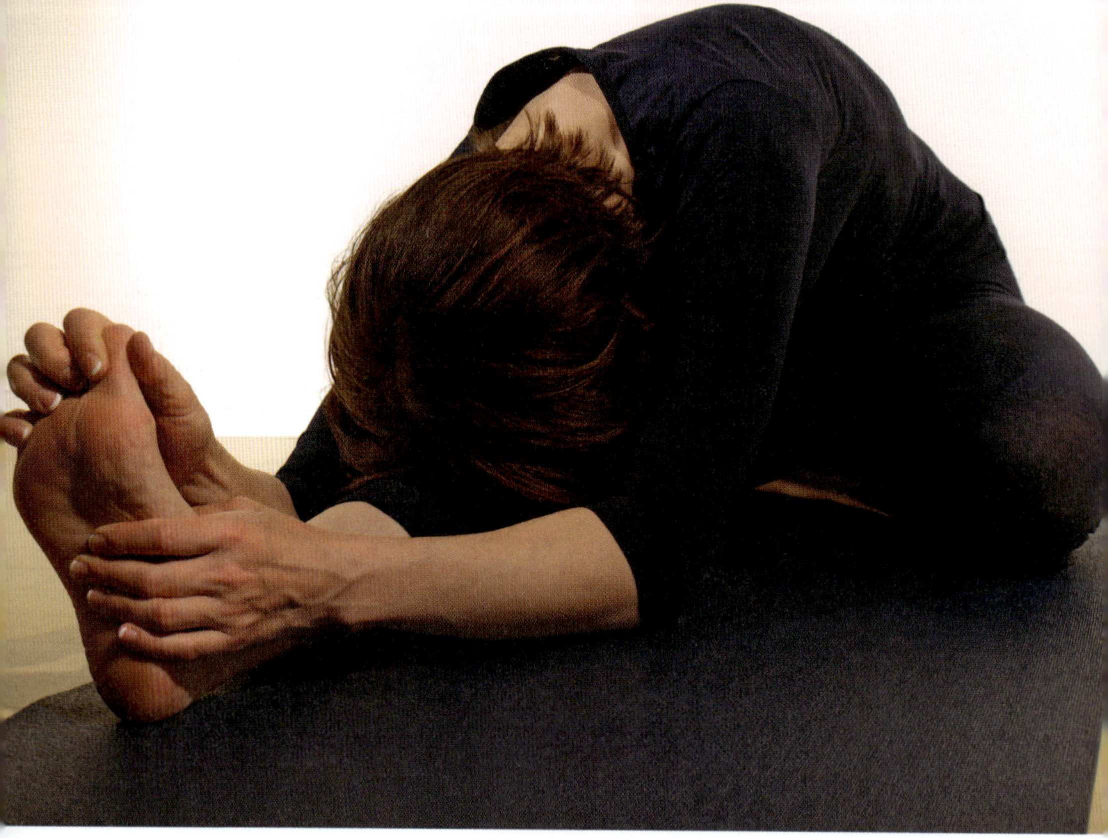

CHAKREN

Diese Übung wirkt sich positiv auf die ganze Wirbelsäule aus. Diese wird flexibel und das Drüsensystem wird gesund erhalten. Der Druck auf das Steißbein durch die Ferse und auf den Bauch durch die Beugung nach vorne begünstigt speziell Steißbein- und Nabelchakra.

Die Wirkung der Übung wird vor allem durch diese beiden Hauptwirkungspunkte deutlich. Der Druck auf das Steißbeinzentrum bei angezogenen Beinen zeigt dem Übenden, wo er bei der Erledigung seiner täglichen Pflichten vor allem die Erfüllung der eigenen Wünsche in den Vordergrund stellt. Der Druck auf das Nabelzentrum zeigt, wo der Verstand nach außen gerichtet ist und dazu benutzt wird, die Lebensumstände so zu manipulieren, dass sich diese Wünsche erfüllen, anstatt ihn nach innen zu richten, um aus den täglichen Bewegungen Einsicht und Weisheiten zu gewinnen.

ÜBUNGSKATEGORIE

Sitzende Übungen in Kombination mit einer Vorwärtsbeugung zeigen auf, dass nicht die Lebensumstände verändert werden müssen, sondern die Einstellung zu diesen. Nur das ermöglicht Klarheit über die Widerstände und Spannungen des täglichen Lebens. Mudras fördern die Einsicht über sich selbst.

KÖRPERTEILE

Die Füße stehen für Wünsche und Bedürfnisse, den Antrieb für die täglichen Bewegungen. Die Knie stellen die dabei entstehenden Widerstände dar, weil mangelnde Flexibilität physisch durch Probleme mit den Knien verursacht wird. Die Hände bedeuten die Früchte der Bewegungen, an denen man sich festhält, die Stirn steht für Einsicht und Verstehen. Der Bauch symbolisiert den Verstand bezüglich des Verdauens von geistigen Prozessen, und die Ellbogen stehen für die Durchsetzungskraft.

Das Bein bleibt bei dieser Übung unbedingt gestreckt, auch wenn dabei die Stirn nicht zum Knie geführt werden kann. Dies bedeutet, dass es hier nicht um die Veränderung der täglichen Bewegungen geht, damit Wünsche erfüllt werden (Ferse auf Steißbein), sondern darum, die persönliche Einstellung zur Außenwelt zu verändern (Oberkörper/Emotionalkörper wird zu den Beinen geführt). Die Hände berühren die Füße, wodurch die konzeptuelle Verbindung zwischen der allgemein beabsichtigten Beziehung von Wunsch, Bewegung und materiellem Resultat aufgelöst wird. Dem Übenden wird damit klar, dass die Bewegungen zur Erfüllung der eigenen Wünsche dazu da sind, neue Einsichten und Verständnis zu erlangen;* physische Errungenschaften werden zum Nebenprodukt. Der Yogi verschwendet seine Kraft nicht damit, die Parameter der äußeren Umstände möglichst zu seinen Gunsten zu verändern (Ellbogen auf dem Boden). Er konzentriert sich auf seinen Reichtum an geistigen Einsichten (Stirn auf Knie).

Ein Übermaß an Pingala führt zur Tendenz, immer die äußeren Umstände manipulieren zu wollen, seine eigenen Bedürfnisse durchzuboxen (Ellbogen) und bei den täglichen Bewegungen im Geist Widerstände zu hegen, wenn die beabsichtigten Resultate nicht eintreffen. Eine Ida-Ausprägung resultiert in Verwirrungen des Emotionalkörpers in Form von Enttäuschungen, weil man seine eigenen Bedürfnisse ständig zurückstellt, um anderen zu dienen. Dieser Verzicht ist aber nicht selbstlos, sondern an Erwartungen geknüpft, z. B. in Form von Dankbarkeit. Treffen diese nicht ein, resultiert Unzufriedenheit.

QUALITÄT DES NAMENS

Mohamudra ist die »Große Geste«, also das wirkungsvollste Mudra. Es entspricht der Essenz der Mudra-Kategorie.

---

* Die Berührung der Stirn mit dem Knie löst die Frage nach der Ursache für die Widerstände aus.

SCHRIFTPASSAGEN

Du hast ein Recht auf das Handeln, aber nur auf das Handeln an sich, niemals auf dessen Früchte. Lass nicht die Früchte zum Beweggrund deines Wirkens werden! Und sei nicht der Untätigkeit verhaftet! Fest gegründet im Yoga, vollbringe deine Taten als einer, der jegliche Haftung aufgegeben hat und gleichmütig geworden ist hinsichtlich Misslingen und Erfolg! Denn Ausgeglichenheit ist der Sinn des Yogas ... Suche darum deine Zuflucht in der Vernunft ... Arme und erbärmliche Seelen sind jene, die die Frucht ihrer Werke zum Ziel ihrer Gedanken und Taten machen.

Bhagavadgita II,47–49

Ziel des Yoga ist demzufolge das Handeln ohne das Begehren oder Erwarten eines Resultats. Der Fokus soll auf die Vernunft, die Einsicht gerichtet sein, weil diese Ausgeglichenheit des Geistes hervorbringt. Diese Passage fasst die Essenz von Mohamudra perfekt zusammen.

Dies ist das Brot, das vom Himmel gekommen ist ... Wer dieses Brot isst, der wird leben in Ewigkeit.

Johannes 6,58

In dieser Passage wird auf die Verbindung zwischen Ayurveda und Yoga angespielt: ohne Nahrung keine Bewegung, ohne Bewegung keine Begegnung, ohne Begegnung kein Austausch, ohne Austausch keine Einsicht, ohne Einsicht kein Verständnis, ohne Verständnis keine Liebe, ohne Liebe kein Glücklichsein.

Das Brot als physische Nahrung ist die Grundlage für die täglichen Bewegungen. Benutzt man diese Bewegungen zur Förderung seiner spirituellen Entwicklung anstatt zur Befriedigung seiner irdischen Bedürfnisse, kommt das Brot vom Himmel und führt zum Einssein mit dem Schöpfer. Genau diese Haltung ist die Essenz von Mohamudra.

ZUSAMMENFASSUNG

Der Yogi sucht sein Glück nicht mehr in der Erfüllung seiner physischen Bedürfnisse. Er hat erkannt, dass die Konzentration auf die Manipulation der äußeren Umstände zu seinen eigenen Gunsten nur zu Abhängigkeit von materiellen Gütern führt. Der Geist verlangt dann ständig nach neuer Befriedigung, man macht sich zum Sklaven seiner Bedürfnisse. Wird der Verstand nach innen fokussiert und die Energie dazu verwendet, Einsichten aus den äußeren Umständen zu gewinnen, resultiert spirituelles Wachstum.

Yogamudra – Geste der Liebe

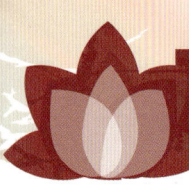

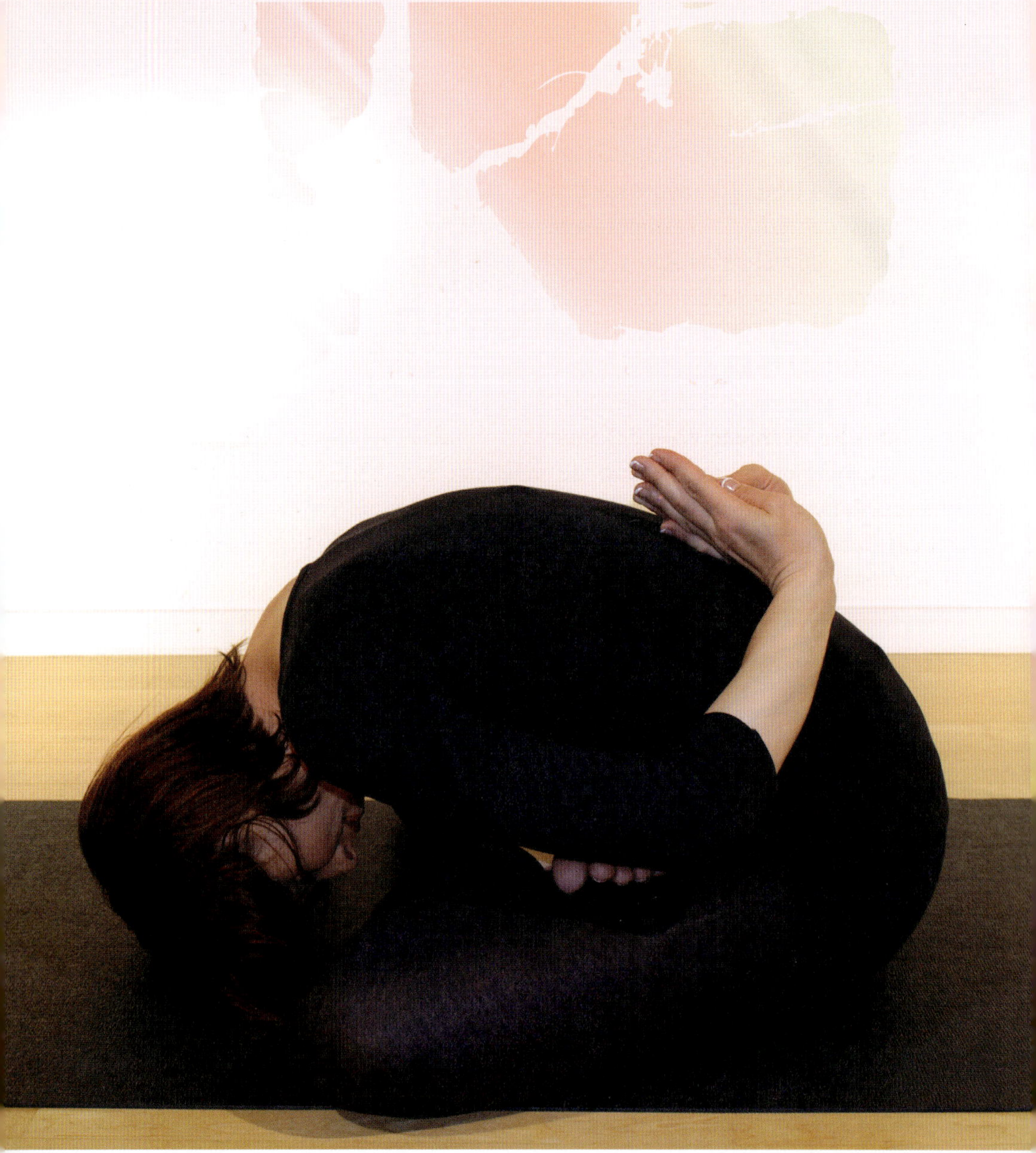

CHAKREN

Die sieben Wiederholungen dieser Übung stehen für sämtliche Chakren und damit für eine Aufarbeitung von verdrängten Energien aller Lebensbereiche. Yogamudra begünstigt speziell das Verlängerte Mark und das Dritte Auge. Es geht bei dieser Übung demzufolge darum, die Einstellung zu allen Lebensbereichen* neu zu gestalten (Verlängertes Mark), die Ursache für Spannungsfelder in den eigenen Identifikationsmustern zu suchen (Drittes Auge) und daraus neue Einsichten zu gewinnen.

ÜBUNGSKATEGORIE

Yogamudra ist eine Sitzübung kombiniert mit einer Beugung nach vorne. Das zeigt, dass es darum geht, bestehende Umstände zu verarbeiten und diesbezüglich neue Verhaltensweisen zu entwickeln, um bestimmte Einsichten zu ermöglichen. Der vorhandene Umkehrcharakter der Stellung führt Unbewusstes ins Bewusstsein.

KÖRPERTEILE

Die Wirbelsäule wird stark nach vorne gebeugt und dadurch flexibel und gesund gehalten. Dies fördert die Lebenskraft. Der Ausgleich von Ida und Pingala öffnet den mittleren Sushumna Nadi und ermöglicht das Aufsteigen der Kundalini-Kraft, was spirituelles Wissen ermöglicht. Die Stirn berührt den Boden, während die Hände auf dem Rücken gefaltet sind. Das zeigt, dass sämtliche Spannungen mit dem Umfeld und den Lebensumständen immer darauf zurückzuführen sind, dass man etwas für sich beansprucht. Soll eine neue Haltung zum Umfeld entwickelt werden (Oberkörper wird zum Boden geführt) und sollen neue Einsichten über sich selbst daraus gewonnen werden (Stirn berührt den Boden), muss auf ein Festhalten der Früchte der Bewegungen verzichtet werden (Hände hinter dem Rücken). Jegliche ichbezogene Handlung muss aufgegeben und der Verstand zur Selbstanalyse ganz nach innen gewendet werden (Bauch wird nach innen gepresst).

* Siehe: »Einleitung«, S. 12–13 und »Die Chakren«, S. 18–23

QUALITÄT DES NAMENS

Wie in der Einleitung bereits geklärt, beschreibt Yoga einen Zustand, in dem die Bewegungen des Geistes zur Ruhe kommen.* Diese entstehen ausschließlich durch Disharmonie bezüglich des Umfeldes und der Lebensumstände. Will man Yoga erreichen, müssen also sämtliche Spannungen aufgelöst werden.

SCHRIFTPASSAGEN

Auch andere Menschen spüren Mich auf durch das Opfer der Erkenntnis. Sie verehren Mich in Meinem Einssein, in jedem besonderen Wesen und in all Meinen Millionen Gesichtern, mit denen Ich ihnen in der Welt und in deren Geschöpfen gegenübertrete.

Bhagavadgita IX,15

Ich bin derselbe in allen ...

Bhagavadgita IX,29

Ich ... bin das Selbst, das allen Wesen innewohnt. Ich bin Anfang, Mitte und Ende aller Wesen.

Bhagavadgita X,20

Wenn die Unreinheit geschwunden ist durch die Ausübung der acht Yoga-Glieder, leuchtet die Erkenntnis auf bis hin zur Schau der Unterscheidung.

Patanjali, Die Achtblättrige Blüte des Yoga, Sutra 28

Im Anfang war das Wort, und das Wort war bei Gott, und Gott war das Wort ... Alle Dinge sind durch dasselbe gemacht, was gemacht ist ...

Johannes 1,1–3

... Damit sie alle eins seien. Wie du, Vater, in mir bist und ich in dir, so sollen auch sie in uns sein ... ich in ihnen und du in mir, damit sie vollkommen eins seien ...

Johannes 17,21–23

Diese Schriftpassagen machen klar, dass es immer derselbe Geist ist, der sich in vielerlei Gestalt, Lebensweisen, Charakteristika etc. manifestiert und sich hinter der physisch sichtbaren Welt verbirgt. Der Yogi verbeugt sich vor Gott »in allen« und in allem und erkennt die Ursache für jegliche Disharmonie bei sich.

Diese Sicht der Dinge nennt Patanjali »Schau der Unterscheidung«. Wenn die acht Stufen der Reinigung durchlaufen sind, erkennt der Yogi, dass er in jeder Beziehung mit der göttlichen Welt hinter der Schöpfung verbunden ist. Die sieben Verbeugungen stellen diese acht Stufen dar.** Yogamudra vereinigt demzufolge alle Schritte der yogischen Entwicklung und stellt die Essenz des Yoga-Weges dar. Dies erklärt den Namen der Stellung.

ZUSAMMENFASSUNG

Der Yogi verbeugt sich vor der ganzen Schöpfung, in der er immer wieder nur den einen Schöpfer erkennt. Er weiß, dass jegliche Spannung und Disharmonie durch seine Identifikationsmuster entstehen, und bemüht sich, diese aufzulösen. Dadurch entstehen Selbstlosigkeit und Nächstenliebe, Voraussetzung für den Zustand des Yoga.

* Siehe: »Einleitung«, S. 9–10
** Yama und Niyama sind im Steißbein vereint und werden durch die erste Verbeugung zusammen aktiviert. (Siehe auch: »Einleitung«, S. 12–13)

Yonimudra – Geste der Bedingungslosigkeit

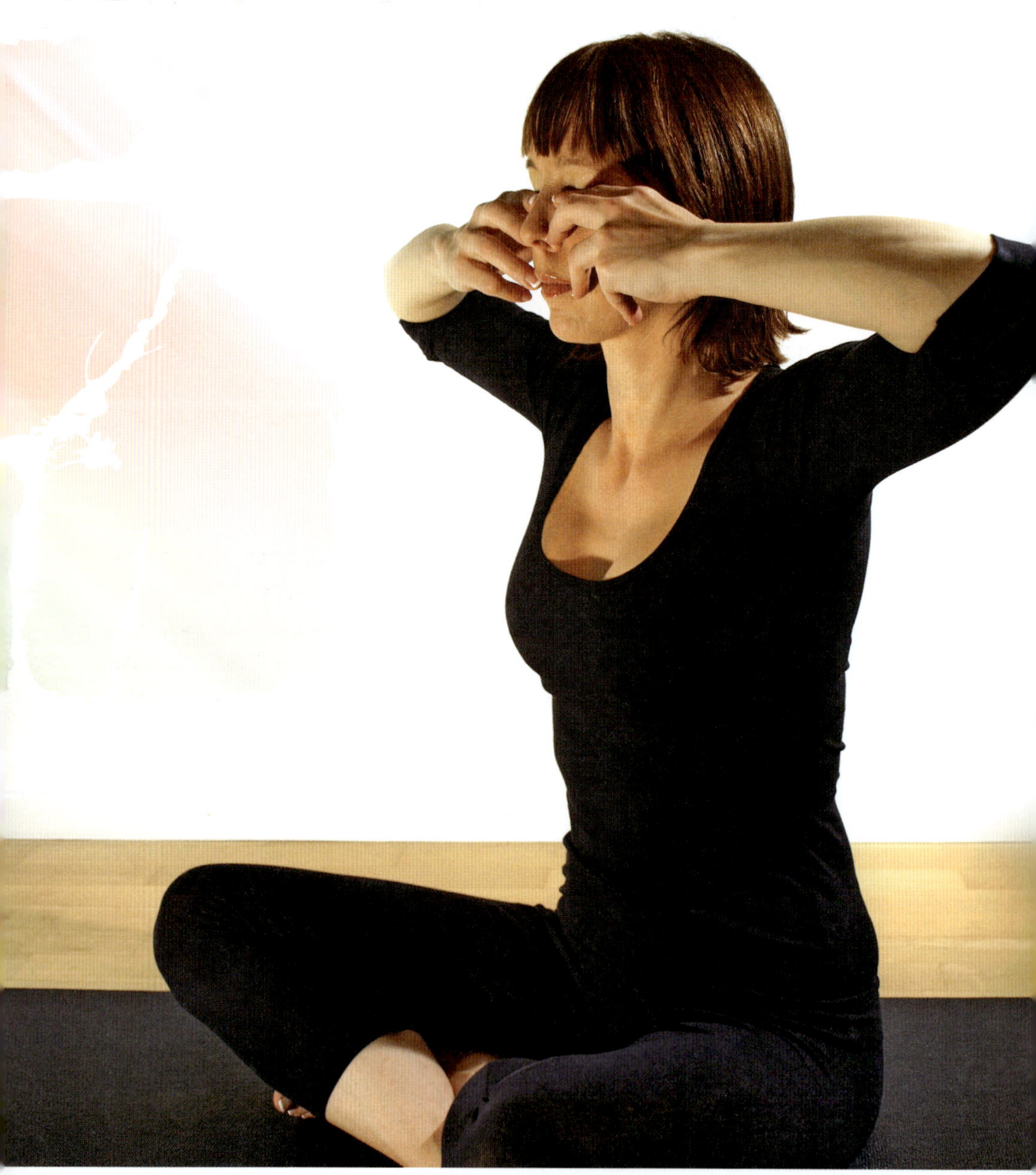

CHAKREN

Diese Übung begünstigt sämtliche Chakren. Das siebenmalige Einatmen durch die Wirbelsäule mit dem Mantra »Sa ham«[*] bringt dem Übenden ins Bewusstsein, in welchen Bereichen seine Vorstellungen die bedingungslose Annahme aller Lebensumstände verhindern, und löst oder reinigt diese Blockaden.

ÜBUNGSKATEGORIE

Yoga-Stellungen im Sitzen helfen, Umstände so zu belassen, wie sie sind. Es geht nicht darum, äußere Veränderungen zu suchen, sondern Erkenntnisse aus den bestehenden Umständen zu gewinnen, was auch der Kategorie Mudra entspricht.

KÖRPERTEILE

Von dieser Übung betroffen sind die Sinnesorgane: Mund, Nase, Augen und Ohren. Die Finger verschließen die Sinnesorgane, die Aufmerksamkeit wird nach innen gelenkt. Nase und Mund werden abwechslungsweise geöffnet, Augen und Ohren bleiben aber permanent verschlossen. Gemäß den Angaben zu den Körperteilen stehen der Zeigefinger für das Verstehen und der Daumen für das Wollen.[**] Damit wird verdeutlicht, dass diese Übung zum Ziel hat, die Umstände des Lebens bedingungslos annehmen zu können, ohne Wenn (Augen) und Aber (Ohren).

QUALITÄT DES NAMENS

Yoni ist das weibliche Geschlechtsteil und damit Ausdruck der Weiblichkeit. Die höchste spirituelle Qualität der Weiblichkeit ist die dankbare Aufnahme aller Geschenke der Schöpfung. Diese Übung hilft demzufolge, alle Lebensumstände als Geschenk, als Ausdruck einer wohlwollenden Schöpfung und damit als positive Erscheinung zu sehen. Dazu müssen Vorstellungen darüber, wie es besser wäre, sowie Bedingungen (Augen) und Einwände (Ohren) losgelassen werden.

---

[*] Übertragende Bedeutung: »Alles ist richtig, so wie es ist.«
[**] Siehe: »Die Körperteile«, S. 33

SCHRIFTPASSAGEN

Das Nicht-Begehren nach den Grundelementen der Erscheinungswelt, das zur Schau des ursprünglichen Menschen führt, ist die höchste Form der Loslösung.

Patanjali, Sutra 16

Die Sinnesorgane werden bei dieser Übung vollständig von der Außenwelt abgeschottet, der Geist wird nach innen gerichtet. Damit löst sich der Übende von den Verlockungen der Erscheinungswelt. Die Vorstellung, nur durch die Erfahrungen der Sinneswelt glücklich werden zu können, wird abgebaut. Yoga verneint nicht den sinnlichen Genuss. Es lehrt, dass nicht die Sinneserfahrungen das Problem darstellen, sondern die Anhaftung daran. Der Mensch genießt bestimmte Eindrücke und empfindet andere als unangenehm, lehnt diese deshalb ab. In der Folge sucht er die angenehmen und versucht, den unangenehmen auszuweichen. Dadurch macht er sein Glück von Sinneseindrücken abhängig. Diese Abhängigkeit wird durch Yonimudra gelöst. Der Yogi lernt, die Sinnesorgane zu kontrollieren.[*]

In Bezug auf die Sinnesorgane führt eine Pingala-Ausprägung dazu, dass man die angenehmen Eindrücke zu wiederholen versucht. Eine Ida-Ausprägung äußert sich eher darin, dass man den unangenehmen Sinneserfahrungen auszuweichen versucht.

ZUSAMMENFASSUNG

Mit Yonimudra befreit sich der Yogi aus der Abhängigkeit von den Sinnesorganen und lernt, alle Umstände des Lebens bedingungslos anzunehmen und alle Mitmenschen als Ausdruck einer wohlwollenden Schöpfung zu sehen.

---

* Dies entspricht auch der Darstellung von Arjuna und Krishna auf dem Wagen mit fünf Pferden, welche für die Sinnesorgane stehen. Die Zügel repräsentieren die Kontrolle darüber.

Jalandharbandhamudra – Geste der Wahrhaftigkeit

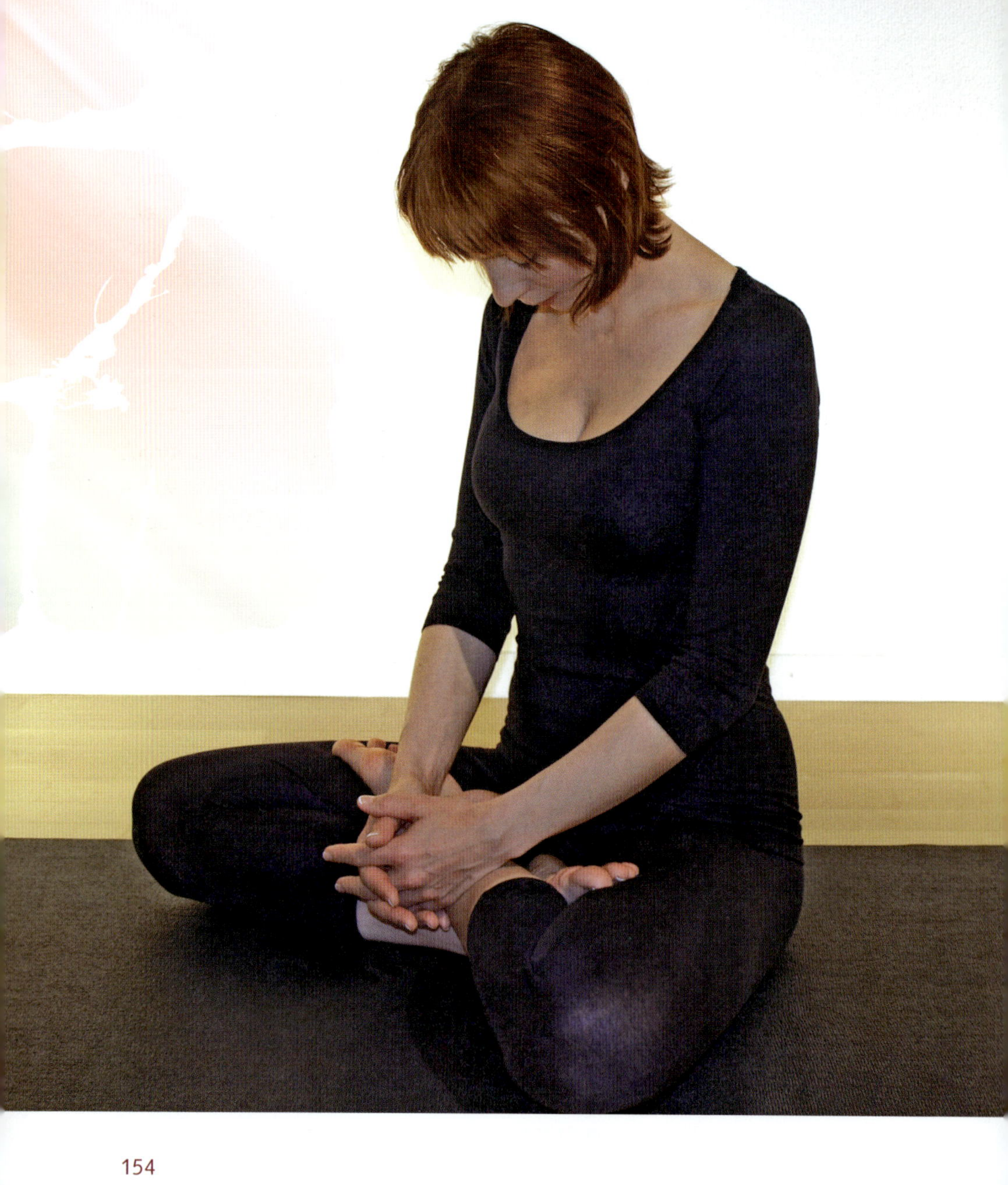

CHAKREN

Das Nackenzentrum und das Dritte Auge werden angesprochen. Nur wahrhaftige Kommunikation kann zu neuen Einsichten und zu Weisheit führen.

Bei einem Pingala-Überfluss besteht die Tendenz, jeglicher Kritik immer gleich abweisend zu begegnen und nicht genau zuzuhören, was einen Lerneffekt unmöglich macht. Umgekehrt führt ein Ida-Überfluss dazu, dass man aus Furcht vor ihren Auswirkungen keine Kritik zu üben wagt. Bestimmte Probleme können aber nur gelöst werden, wenn die Gedankenwelt durch wahrhafte Kommunikation nach außen gekehrt wird.

Um die Umwelt aktiv und verantwortungsvoll mitzugestalten, müssen Gedanken und Meinungen klar und manchmal sogar mit Nachdruck (Bandha, Luftdruck) artikuliert werden, auch wenn diese nicht immer allen genehm sind. Nur so entstehen konstruktive Gespräche, die neue Einsichten ermöglichen (Drittes Auge).

ÜBUNGSKATEGORIE

Yoga-Stellungen im Sitzen helfen, Umstände ruhen zu lassen. Es geht nicht darum, äußere Veränderungen zu suchen, sondern Erkenntnisse aus den bestehenden Umständen zu gewinnen, was durch die Kategorie Mudra verstärkt wird.

KÖRPERTEILE

Nacken: Bezüglich des Eigenwillens ist es schwierig, hartnäckig und prinzipientreu zu sein, ohne dass dies in Sturheit umschlägt. Klare, wahrhaftige Kommunikation ist die Grundvoraussetzung dazu. Nur wenn die eigenen Ansichten deutlich gemacht werden, kann ein Feedback einen Lerneffekt auslösen.

Auf körperlicher Ebene hilft die Stellung vor allem bei Erkältungskrankheiten, Husten und geschwollenen Mandeln. Interessanterweise hüstelt man mit vorgehaltener Hand, wenn einem etwas nicht passt, man aber nicht direkt etwas sagen will. Dies zeigt die Verbindung zwischen körperlicher und geistiger Wirkung.

QUALITÄT DES NAMENS

Jalandhara ist eine von Shiva erschaffene Kreatur aus der indischen Mythologie. Der Dämonenkönig entstand aus der Vereinigung zwischen einem Blitz aus Shivas Drittem Auge und dem Ozean. In einer der vielen Geschichten über ihn klagt Jalandhara Shiva selbst der Heuchelei an. Er argumentiert, dass Shiva eigentlich kein Asket sei, weil er eine Frau habe (Parvati). Er schlägt Shiva vor, ihm Parvati zu übergeben:

»Wie kannst du von Almosen leben und dennoch die wunderschöne Paravati haben? Gib sie mir, und wandere du weiter von Haus zu Haus mit deiner Almosen-Schüssel ... Du bist doch ein Yogi, wozu brauchst du also eine Frau? Du lebst in den Wäldern ... Du solltest deine Frau einem übergeben, der sie mehr schätzen kann als du!«[*]

Die Geschichte zeigt, dass Jalandhara ein harter Kritiker war, der nicht davor zurückschreckte, sogar Shiva selbst zu kritisieren. Sicher trug Rishi Jalandhari seinen Namen, weil er ähnliche Qualitäten wie der mythische König hatte. Nach ihm wurde diese Übung benannt.

SCHRIFTPASSAGEN

Du sollst nicht falsch Zeugnis reden wider deinen Nächsten!

Bibel, 10 Gebote, 2. Mose 20,16

Ahimsa-satya-asteya-brahmacarya-aparig raha yamah.

Gewaltlosigkeit, Wahrhaftigkeit, Nicht-Stehlen, reiner Lebenswandel und Nicht-Besitzergreifen sind die Regeln der äußeren Disziplin

Patanjali, Die achtblättrige Blüte des Yoga, Sutra 30

Dass die biblischen Gebote nicht nur physisch, sondern gedanklich zu verstehen sind, macht Jesus im Neuen Testament klar. Wer in seinen Gedanken eine andere begehrt, hat schon Ehebruch begangen.[**] Dasselbe gilt konsequenterweise auch für das Lügen. Wer dem anderen nicht seine wahren Gedanken mitteilt, lügt. Auch Patanjali definiert das Aussprechen der Wahrheit als yogische Disziplin.

ZUSAMMENFASSUNG

Jalandharbandha hilft dem Praktizierenden, seine Gedanken, Ansichten und Meinungen zu äußern, wenn nötig mit Nachdruck (Bandha). Die Motivation hinter den Äußerungen soll nicht sein, die Umwelt oder die Mitmenschen zu verändern, sondern Einsicht und Weisheit zu gewinnen, was der Konzentration im Dritten Auge entspricht. Dies funktioniert nur, wenn man frei und wahrhaftig kommuniziert, denn nur so kann man auch mit einem ehrlichen Feedback rechnen. Dieser Spiegel ist essenziell für die eigene Entwicklung.

---

[*] Doniger O'Flaherty, Wendy: Asceticism and Sexuality in the Mythology of Siva, Part II, in: History of Religions, Vol. 9, No. 1. (August 1969), S. 1–41. Übersetzung aus dem Englischen durch Autor

[**] Matthäus 5,27 f.

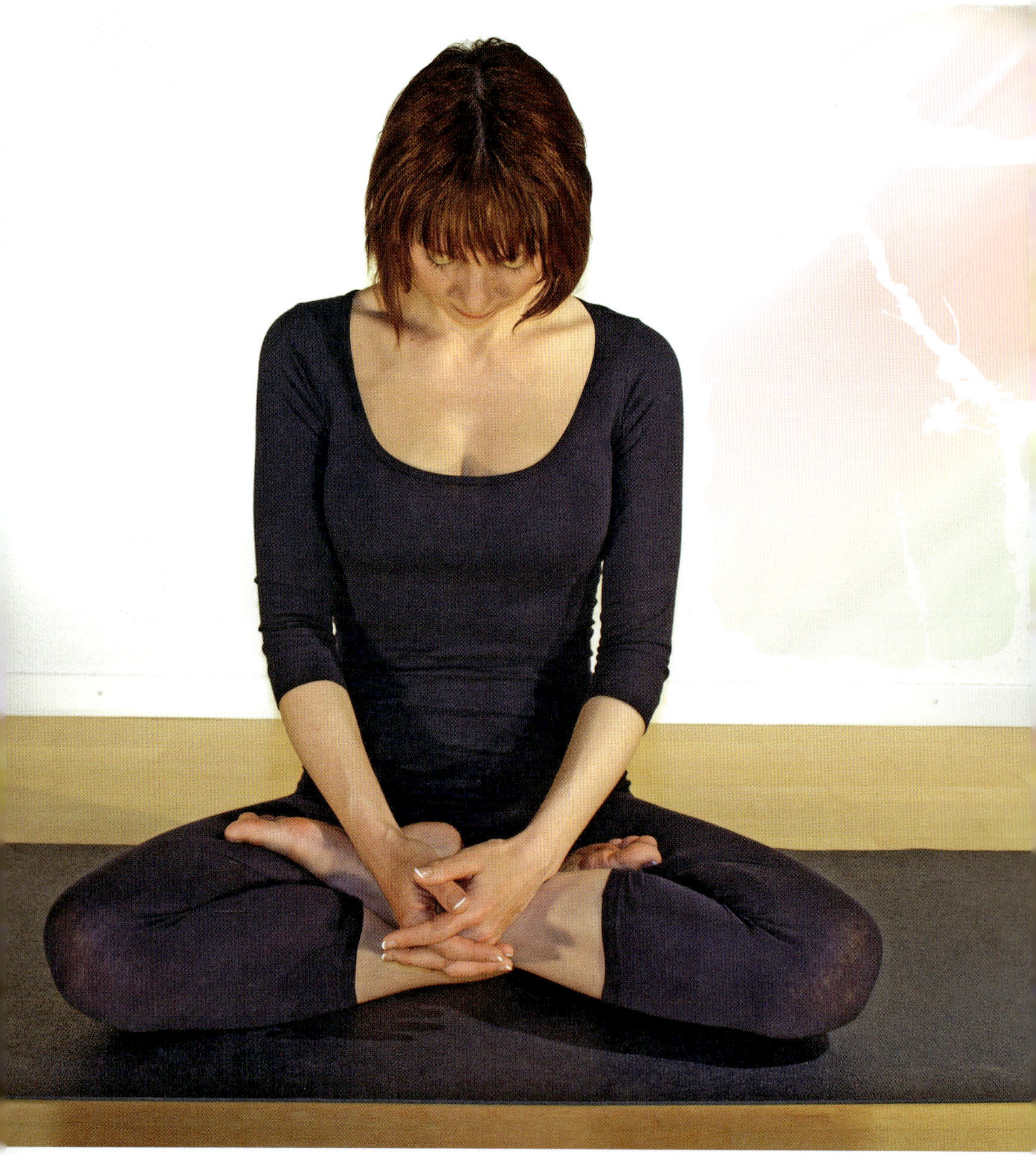

CHAKREN

Diese Pranayama-Übung begünstigt vor allem Herz- und Nackenzentrum. Sie gibt dem Übenden die Kraft, Eigenwillen und Erwartungen aufzulösen. Im Unterschied zu Jalandharbandhamudra* wird sich bei Murccha nicht auf das Dritte Auge konzentriert. Es geht demzufolge nicht darum, Einsicht und Erkenntnis zu gewinnen. Der lange Prozess des Atemanhaltens (= Kumbhaka) bewirkt das Verinnerlichen der gewonnen Wahrheit. Murccha begünstigt das Umsetzen des Erkannten. Entsprechend liegt die Herausforderung bei einer übermäßigen Ida-Ausprägung in der Überwindung der Angst vor Veränderungen und in der Verbindung mit neuen Umständen. Bei einem Übermaß an Pingala-Energie liegt die Schwierigkeit darin, festgefahrene Muster loszulassen und das Ego zu überwinden.

ÜBUNGSKATEGORIE

Sitzende Übungen wirken bezüglich der momentan herrschenden Lebensumstände und helfen, diese zu verarbeiten. Pranayamas unterstützen die Umsetzung von Erkenntnis. Der Übende lernt, dem neuen Licht zu folgen und seinen Geist so zur Ruhe zu führen.

KÖRPERTEILE

Die Übung ist vergleichbar mit Jalandharbandhamudra und hat auch eine ähnliche Wirkung auf den Körper. Zusätzlich wird die Lungenkapazität erweitert und die Atmung befreit, indem einengende Erwartungen an die Mitmenschen aufgelöst werden. Die resultierende Zunahme an dynamischer Lebenskraft entspricht der Aktivierung der Schilddrüse.

QUALITÄT DES NAMENS

Murccha kann mit »Auflösung« übersetzt werden. Indem der Yogi seinen Eigenwillen und seine Erwartungen überwindet, löst er sich ganz in der gewonnen Erkenntnis auf, er wird eins mit der Wahrheit. Murccha gibt die Kraft, dem Licht der inneren Stimme zu folgen, der Yogi handelt fortan in Einklang mit der Seele.

* Siehe: vorhergehende Übung

SCHRIFTPASSAGEN

*Wenn du jenes Wissen erworben hast ...
sollst Du nicht wieder in die Unwissenheit
des Verstandes zurückfallen.*

Bhagavadgita IV,35

Jalandharbandhamudra fördert im Übenden
die Kraft zur Wahrheitsfindung. Murccha
befähigt den Yogi, das gefundene Wissen
in seine täglichen Bewegungen und seine
Handlungsweise einfließen zu lassen und
alte Gewohnheiten zu überwinden. Er
erneuert sein ganzes Wesen und stimmt
sich ganz auf das innere Licht ein.

*Svasvami-saktyoh
svarupa-upalabdhi-hetuh
Samyogah.*

*Die Verbindung (des Sehenden mit
dem Gesehenen) ist der Grund dafür,
dass die Wesensidentität des Herrn
und der Kräfte erkannt wird.*

Tasya hetur avidya.

*Die Ursache dieser Verbindung ist
das Nichtwissen.*

*Tad-abhavat
samyoga-abhavo
hanam tad drseh Kaivalyam.*

*Wenn das Nichtwissen aufhört,
hört auch die Verbindung auf. Das
Auflösen beider führt zur absoluten
Freiheit des Sehers.*

Patanjali,
Der Sehende und das Gesehene, Sutren 23–25

Das Erstellen einer Verbindung zwischen Außenwelt (das Gesehene) und Innenwelt (der Sehende) ist der erste Schritt und Aufgabe von Jalandharbandhamudra. Deshalb ist dort die Konzentration auf das Dritte Auge ausgerichtet. Das entspricht Sutra 23. Aber die Trennung in Innen und Außen ist nur möglich, wenn man sich selbst losgelöst von Gott und seinen Manifestationsformen der Schöpfung glaubt (Sutra 24). Erkennt der Yogi, dass der Erkennende, das Erkannte und die Erkenntnis eins sind, löst sich diese Trennung auf, und er ist frei (Sutra 25). Dies entspricht der Essenz von Murccha.

ZUSAMMENFASSUNG

In der modernen Informationsgesellschaft ist Wahrheit omnipräsent. Die erste Herausforderung ist, diese mit dem eigenen Wesen in Verbindung zu bringen. In dieser Beziehung wirkt Jalandharbandhamudra. Die Konzentration auf das Dritte Auge ermöglicht das Erstellen einer Verbindung zwischen den in der Außenwelt gemachten Beobachtungen und der Innenwelt. Man erkennt sich selbst in den Geschehnissen des Umfeldes. Die darauf folgende Herausforderung stellt die Verinnerlichung dieser Erkenntnis dar, die Ausrichtung des Handelns an der gefundenen Wahrheit. Diesbezüglich wirkt Murccha. Der Yogi löst sich in der Erkenntnis auf, Widerstände und Spannungen verschwinden. Dadurch werden neue Lebenskraft und Dynamik freigesetzt.

Bhastrika – Blasebalg (Gabe des Lassens)

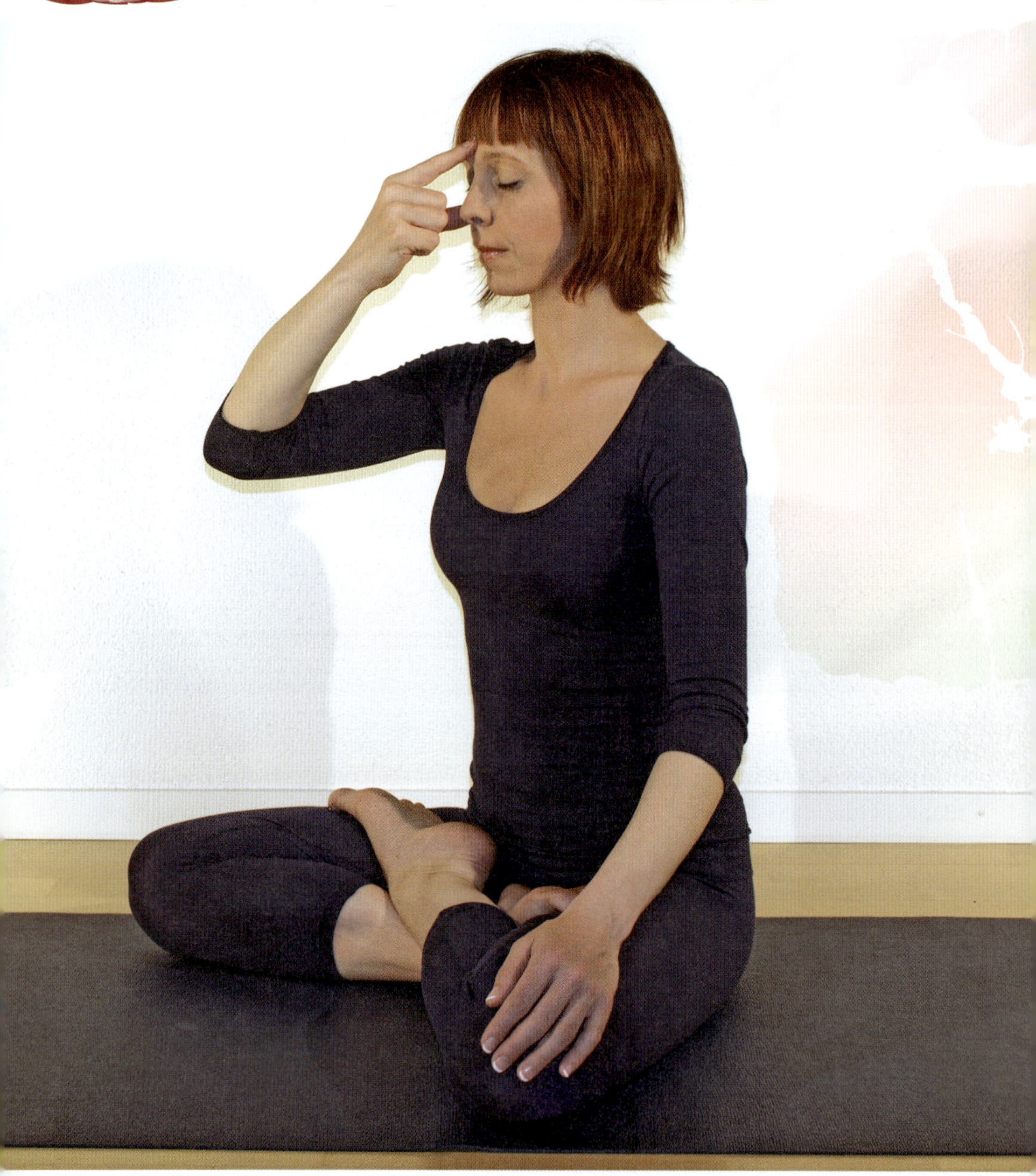

CHAKREN

Durch Pranayamas wird das ganze »Nervenkostüm« des Menschen gestärkt. Die Chakren werden ausbalanciert, die Lebensenergie fließt ungestört. Dabei wirken Pranayamas vor allem auf den Herzbereich. Es geht darum, Erwartungen und Gedankenstrukturen loszulassen, weil diese den Blutkreislauf, den »Fluss des Lebens« behindern und einengend wirken.

Durch Mulbandha* und Jalandharbandha** fördert Bhastrika auch Steißbein- und Nackenzentrum. Dies bedeutet, dass es bei dieser Übung auch um Wünsche und Bedürfnisse und um Kommunikation zur Überwindung des Eigenwillens geht.

ÜBUNGSKATEGORIE

Sitzende Pranayamas helfen, die momentan herrschenden Lebensumstände zu integrieren und den Geist zur Ruhe zu führen. Es braucht keine Veränderung der äußeren Umstände, um die Entwicklung voranzutreiben. Blockaden und Gewohnheiten, die das Umsetzen von Erkenntnis unmöglich machen, müssen beseitigt werden.

Im Unterschied zu den Asanas, die generell die Bewegungen betreffen, und den Mudras, die speziell auf die Erkenntnis aus diesen Bewegungen fokussieren, zielen Pranayamas auf die Umsetzung dieser neuen Erkenntnis ab. Sie geben Kraft, dem neuen Licht zu folgen.

KÖRPERTEILE

Durch das starke Ein- und Ausatmen und die dadurch intensivierte Sauerstoffaufnahme erzeugt Bhastrika große Hitze, die reinigend wirkt. Dadurch werden die Entgiftungsorgane entlastet. Der gesamte Kreislauf wird stabilisiert. Die starke Hitze verbrennt belastende und Energie absorbierende Urteile,

* Das Aftermuskulatur wird zusammengezogen.
** Das Kinn wird auf die Brust gepresst.

Vorstellungen und Erwartungen. Bhastrika hilft, sich von diesen zu lösen und dadurch neue Tatkraft freizusetzen. Das Atmen durch das rechte Nasenloch setzt Pingala-Kraft frei.

QUALITÄT DES NAMENS

Einen Blasebalg braucht man, um die Hitze des Feuers zu erhöhen, indem man diesem mehr Sauerstoff zuführt.

SCHRIFTPASSAGEN

Du sollst Dir kein Bildnis machen, ...

10 Gebote, 2. Mose 20,4

Isvarapranidhanani   *Hingabe an Gott*

Patanjali, Die achtblättrige Blüte des Yoga, Sutra 32

Die beiden Passagen beziehen sich eigenlich auf dasselbe. Bei Patanjali heißt »Hingabe an Gott«, ihn hinter allen Erscheinungsformen der Schöpfung zu erkennen. Macht man sich aber ein exklusives Bild von Gott bezüglich dessen, was er ist oder nicht ist, schließt dies einen Teil seiner Manifestationsformen aus. Sich Gott hinzugeben heißt also, sich kein Bildnis von Gott zu machen.

Es sind diese einschränkenden Bilder, die zu fixen Vorstellungen und daher zu (Vor-) Urteilen und Erwartungen führen. Jene Verunreinigung des Mentalen absorbiert enorme Energie, weil diese für die Reinigungsorgane gebraucht wird. Ein Mangel an Antrieb und Lebenskraft ist die Folge. Bhastrika befreit den Übenden von diesen Unreinheiten und Gewohnheiten und setzt damit wieder neue Kraft frei.

Tapah-svadhyaya-isvarapranidhanani kriya-yogah.

Askese, Selbststudium und Hingabe an Gott machen den Yoga der Tat aus.

Patanjali, Der Yoga der Tat, Sutra 1

Diese Passage verdeutlicht den Zusammenhang zwischen Feuer und Hingabe noch etwas genauer. *Tapah* muss wörtlich mit »Hitze« übersetzt werden. Die übertragene Übersetzung mit »Askese« zeigt demnach auf, dass es sich bei Tapah nicht um körperliche, sondern um geistige Askese handelt.[*] Jeder kennt die Hitze, die einem ins Gesicht steigt, wenn man scharf kritisiert wird. Der Yogi zwingt seinen Geist, diese Hitze nicht durch Verurteilung des Kritikers oder Ablehnung der Kritik verpuffen zu lassen, sondern verwendet sie, um alle Vorstellungen zu verbrennen, indem er Erkenntnis über die Ursache der Urteile oder Ablehnung in sich sucht (Studium des Selbst). Wird diese Erkenntnis dann konsequent im Leben umgesetzt – *kriya*[**] – entsteht *citta-vrtti-nirodhah* und damit *yogah*.[***]

---

[*] Bei Patanjali wird die körperliche Ebene allenfalls am Rand erwähnt.

[**] *Kri* bedeutet »Handlung«, *ya* »Selbst/Seele«. *Kriya-Yoga* heißt also »Einheit mit der Seele bei jeder Handlung«.

[***] Siehe: »Einleitung«, S. 9

Bhastrika zwingt zu Askese des Geistes.
Durch die damit ermöglichte offene
Kommunikation (Nackenzentrum,
Jalandharbandha), den Austausch über
die eigenen Bedürfnisse (Steißbein,
Mulbandha) und Empfindungen (Herz-
ebene) entsteht Einsicht über sich selbst.
In die Tat umgesetzt befreit diese aus alten
Gewohnheiten und Strukturen und setzt
dadurch neue Kraft und Dynamik frei.

Eine starke Pingala-Ausprägung führt zu
starker Anhaftung an Gewohnheiten und
zu fixen Vorstellungen. Das verhindert im
Zusammenhang mit dieser Übung, dass aus
der Kommunikation mit dem Umfeld die
nötigen Veränderungen für das eigene Leben abgeleitet und umgesetzt werden. Dies
entspricht einem Mangel an Selbststudium.
Ein Überfluss an Ida äußert sich durch aus-
geprägte Zurückhaltung bei der wahrhaften
Kommunikation, aus Angst davor, sein Gegenüber zu verletzen oder sich harter Kritik
auszusetzen. Man weicht unangenehmen
Situationen aus, weil man nicht bereit ist,
Tapah zu ertragen. Beide Verhaltensweisen
verhindern eine Weiterentwicklung.

ZUSAMMENFASSUNG

Erwartungen, vor allem diejenigen an sich selbst, und Vorstellungen über Richtig und Falsch behindern die offene Kommunikation (Nackenchakra) über die eigenen Bedürfnisse (Steißbeinchakra) und Empfindungen (Herzchakra). Durch die beiden Bandhas wird bei angehaltenem Atem Druck erzeugt. Dieser führt zu der Erkenntnis darüber, wo man aufgrund von Angst, Vorstellungen, Erwartungen oder fixen Bildern bestimmten Situationen ausweicht. Zusammen mit der Hitze der (Blasebalg-)Atmung werden diese Bilder verbrannt und aufgelöst. Bhastrika hilft, sich von schlechten Gewohnheiten zu lösen und dadurch neue Lebenskraft bzw. »Feuer« freizusetzen.

Plavini – Schwimmender Atem (Gabe der Unberührtheit)

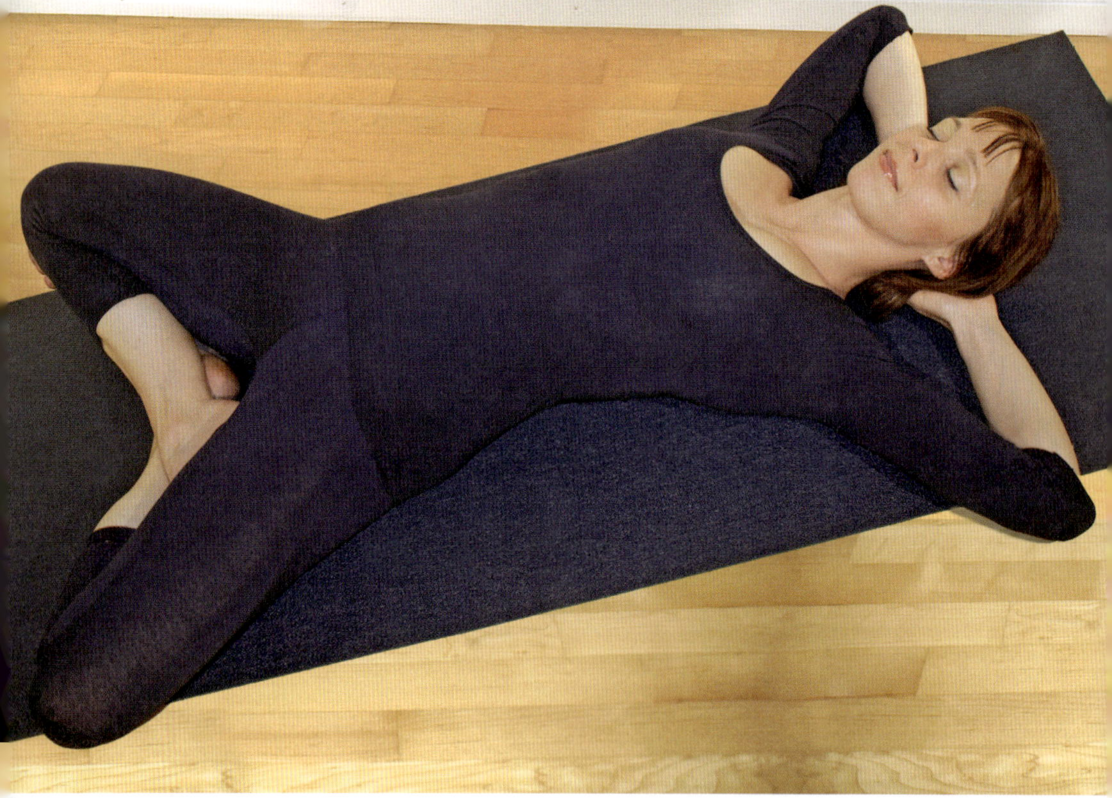

CHAKREN

Atemübungen wirken vor allem auf den Herzbereich. Es geht darum, Erwartungen loszulassen, weil sie den Fluss des Lebens behindern und einengend wirken. Ein gesunder Blutkreislauf und ein gesundes Herz sind abhängig davon, dass man sich von den Umständen des Lebens treiben lassen kann. Regt man sich ständig über die Geschehnisse auf und lehnt diese ab, entsteht Bluthochdruck.

ÜBUNGSKATEGORIE

Auf dem Rücken liegend ausgeführte Pranayamas helfen, sich von allen Vorstellungen zu lösen. Dazu ist keine physische Anstrengung nötig, sondern man muss sich lediglich bemühen, gewonnene Erkenntnis im Leben umzusetzen und sich in die Umstände hineinzugeben.

KÖRPERTEILE

Herz, Kreislauf und Lungen profitieren von dieser Stellung. Wie bereits erwähnt, geht es bei Plavini darum, Erwartungen loszulassen und sich wieder dem Fluss des Lebens anzuvertrauen. Hände und Beine werden daher verschränkt, d. h., der Yogi hält die Früchte seiner Arbeit nicht mehr fest und hat keine Erwartungen an ein Resultat aus den täglichen Bewegungen. Er kann allen Lebensumständen offen gegenübertreten, weil er weiß, dass geistige Einsicht (Kopf) wichtiger ist als materieller Gewinn (Hände). Beine und Arme sind verschränkt, dadurch entsteht ein Ausgleich von Pingala und Ida.

Diesbezüglich führt ein Ida-Überfluss zu Schwierigkeiten, sich seine Bedürfnisse einzugestehen, sich von ihnen in Bewegung setzen zu lassen und sich überhaupt den Fluss des Lebens hinzugeben. Ein Übermaß an Pingala bewirkt vor allem eine zu starke Anhaftung an die Früchte der Arbeit bzw. erschwert das Loslassen der diesbezüglichen Erwartungen. So lässt man sich nicht vom Licht leiten, sondern versucht ständig, die Richtung selbst zu bestimmen.

QUALITÄT DES NAMENS

plavini (प् लावि नी, plāvinī) = Plavini, von *plava* (प् लाव, plāva) »schwimmen, treiben«

Der Yogi lernt, sich vom Leben wie ein Blatt auf dem Wasser treiben zu lassen. Nicht er bestimmt die Reise, sondern das Leben. Die Hände sind hinter dem Kopf verschränkt, er nimmt keinen Einfluss.

SCHRIFTPASSAGEN

Atha plāvinī-antah pravartitodāra-
mārutāpūritodarah
payasy agādhe'pi sukhāt plavate padma-patravat.[*]
Hatha Yoga Pradipika, Kapitel 2,70

Vergänglich sind ... die materiellen
Berührungen von Kälte und Hitze, von Freude
und Leid. Sie kommen und gehen.
Lerne, dies zu ertragen.
Bhagavadgita II,14

Wer in allen Dingen frei von
Gemütsbewegungen bleibt, ob nun dies Gute oder
jenes Übel ihn betrifft, und weder hasst noch
frohlockt, – dessen Einsicht ruht auf starkem
Fundament in der Weisheit.
Bhagavadgita II,57

Der Wind bläst, wo er will, und du hörst sein
Sausen wohl; aber du weißt nicht, woher er
kommt und wohin er fährt. Also ist ein jeglicher,
der aus dem Geist geboren ist.
Johannes 3,8

170

* Nun Plavini:
Voll von bester Luft in den Bauch geschluckt, schwimmt (der Yogi) mit Leichtigkeit wie ein Lotus-Blatt sogar auf tiefem Wasser.

Um wie ein Blatt auf dem Fluss des Lebens treiben zu können, muss der Yogi lernen, von sinnlichen Wahrnehmungen unberührt zu bleiben, ganz egal, ob diese nun angenehmer oder unangenehmer Art sind. Nur wenn ihn weder Ängste noch Sorgen über das Morgen plagen, kann sich der Geist voll entfalten. Daraus resultieren Einsicht und Weisheit. Menschen mit Ida-Veranlagung haben eher die Tendenz, unangenehmen Dingen aus Angst auszuweichen. Pingala-Typen suchen die angenehmen Erfahrungen. Beide weichen so dem Strom des Lebens aus.

ZUSAMMENFASSUNG

Ohne Erwartungen, ohne Gestaltungsabsicht, unberührt von allen sinnlichen Eindrücken lässt sich der Yogi vom Lebensstrom führen. Dadurch werden Ängste und Sorgen abgebaut, der Geist wird befreit und vertieft. Vertrauen, Einsicht und spirituelles Wachstum werden zum einzigen Fokus. Weisheit entsteht.

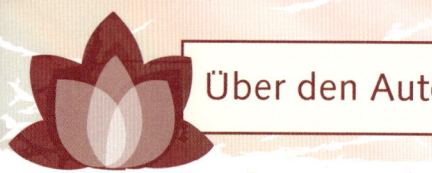

Über den Autor

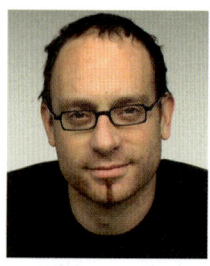

MATTHIAS VON DACH

wurde 1969 in der Schweiz geboren. 1996 schloss er sein Studium an der Universität Basel mit einem Master in englischer Sprach- und Literaturwissenschaft und in Geschichte sowie einem Bachelor in klassischer Archäologie ab. Ein Jahr später wurde er zum Gymnasiallehrer diplomiert.

Im September 1998 führte ihn sein Lehrer Janakananda in das Kriya-Yoga ein. Sein Leben wurde von der Kraft des Yoga erfasst, und er meditierte nun täglich mehrere Stunden. In den folgenden Jahren weihte ihn Janakananda in die höheren Stufen des Kriya-Yoga ein und vermittelte ihm tiefe Einsichten in den Weg des Yoga. Die Ausbildung Matthias von Dachs zum diplomierten Yoga- und Ayurveda-Lehrer ergänzte dies. Er ist Mitglied der IYTA[*].

Die Disziplin und Wahrhaftigkeit Matthias von Dachs sind Ausdruck seiner Seele und Zeugnis seines dankbaren Herzens. Aufgrund dieser Eigenschaften erhielt er 2004 von Janakananda den spirituellen Namen Satyananda.

Nach mehreren Jahren Unterrichtstätigkeit an der Volkshochschule, der Migros Klubschule und der Kriya-Yoga Gruppe Basel, autorisierte ihn Janakananda 2005, Kriya-Yoga zu unterrichten. Seitdem bietet Satyananda in der ganzen Schweiz Yoga-Lektionen, Kriya-Yoga-Seminare, Vorträge und intensive Retreats an und wirkt bei der Ausbildung von zukünftigen Yoga-Lehrern mit. 2012 wird Satyananda zusammen mit seiner Ehefrau sein eigenes Yoga-Studio SATSAN eröffnen.

Weitere Information unter:

www.satyananda.ch
www.satsan.ch
info@satyananda.ch
info@satsan.ch

[*] International Yoga Teachers' Association

Literaturhinweise

Bhagavadgita. Aus dem Sanskrit übersetzt von Sri Aurobindo.
Verlag Hinder+Deelmann. 4. Auflage. Gladenbach 2005

Die Bibel. Übersetzung nach Martin Luther. Standardausgabe mit
Apokryphen. Deutsche Bibelgesellschaft. Revidierte Fassung. Stuttgart 1984

Janakananda: *Yoga oder Liebe Deinen Nächsten als Dein Selbst*.
YFA Verlags GmbH. Fulenbach 2002

Paramahamsa Hariharananda: *Kriya Yoga. Diederichs Gelbe Reihe*.
Diederichs Verlag. München 2000

Patanjali: *Die Wurzeln des Yoga*. Otto Wilhelm Barth Verlag. 9. Auflage.
Frankfurt am Main 1997